心身を整える骨トレメソッド

骨瞑想

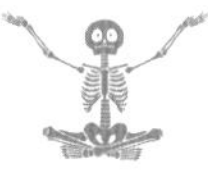

骨哲学者 ヤマガタ晃司
監修 身体哲学者 勇崎賀雄

はじめに　「骨瞑想」で身体と心の両面を整えよう

私は２００２年に「からだの学校・湧氣塾《ゆうきじゅく》」（旧身体哲学道場湧氣塾）に入って以来、20年以上にわたって、身体哲学者の勇﨑賀雄《ゆうざきよしお》先生のもとで稽古に励んできました。

「湧氣塾」とは、創設者である勇﨑賀雄先生が独自に考案した「骨と呼吸の勇﨑メソッド」に基づいて、骨のゆがみを改善し、骨を強化して、健康で楽しく長生きできる身体づくりを目指すところです。

一昔前に比べて、現代の日本人は心身の健康に対する意識が格段に高まってきていると思います。それ自体は大変によい傾向なのですが、気になることもあります。

それは、「身体を鍛える＝筋トレ（筋力トレーニング）」という風潮が蔓延していることです。筋肉ばかりが注目される一方で、身体を構成する大切な存在である「骨」について語られることはほとんどないのです。

現代人は、骨の持つ力や可能性について、もっと目を向けるべきではないか――。

本書を執筆した動機に、この問題意識がありました。

私は勇﨑先生のもとで学んできたとはいえ、医師や学者といった専門家ではなく、商社やメーカーに勤務してきた一介のビジネスパーソンに過ぎません。

しかしビジネスの世界で生きてきたからこそ、「骨を鍛える」ことがどれだけ仕事や生活によい効果をもたらすかを、これまでの人生で身をもって実感しています。

その経験をもとに、骨を鍛えて心身を健康にするための〝入門書〟として書いたのが本書です。

本書の中心に据えたテーマは「骨瞑想」というものです。

「骨と瞑想にどういう関係があるのか?」

このように疑問に思う人もいるでしょう。

瞑想とは一般的に、心を鎮めて無心の状態になり、目を閉じて深く思いを巡らせることだとされています。

最近ではビジネスシーンでも瞑想の効果が注目を集めており、マインドフルネス、座禅、ヨガなどの教室に通う人も増え、関連書籍も多数出版されるようになりました。

近年世界で注目されている『サピエンス全史』(河出書房新社)の著者でイスラエルの歴史家ユヴァル・ノア・ハラリも『21 Lessons 21世紀の人類のための21の思考』(河出書房新社)の最後に、自身が現在の学者としての知的営為を達成できた秘密は

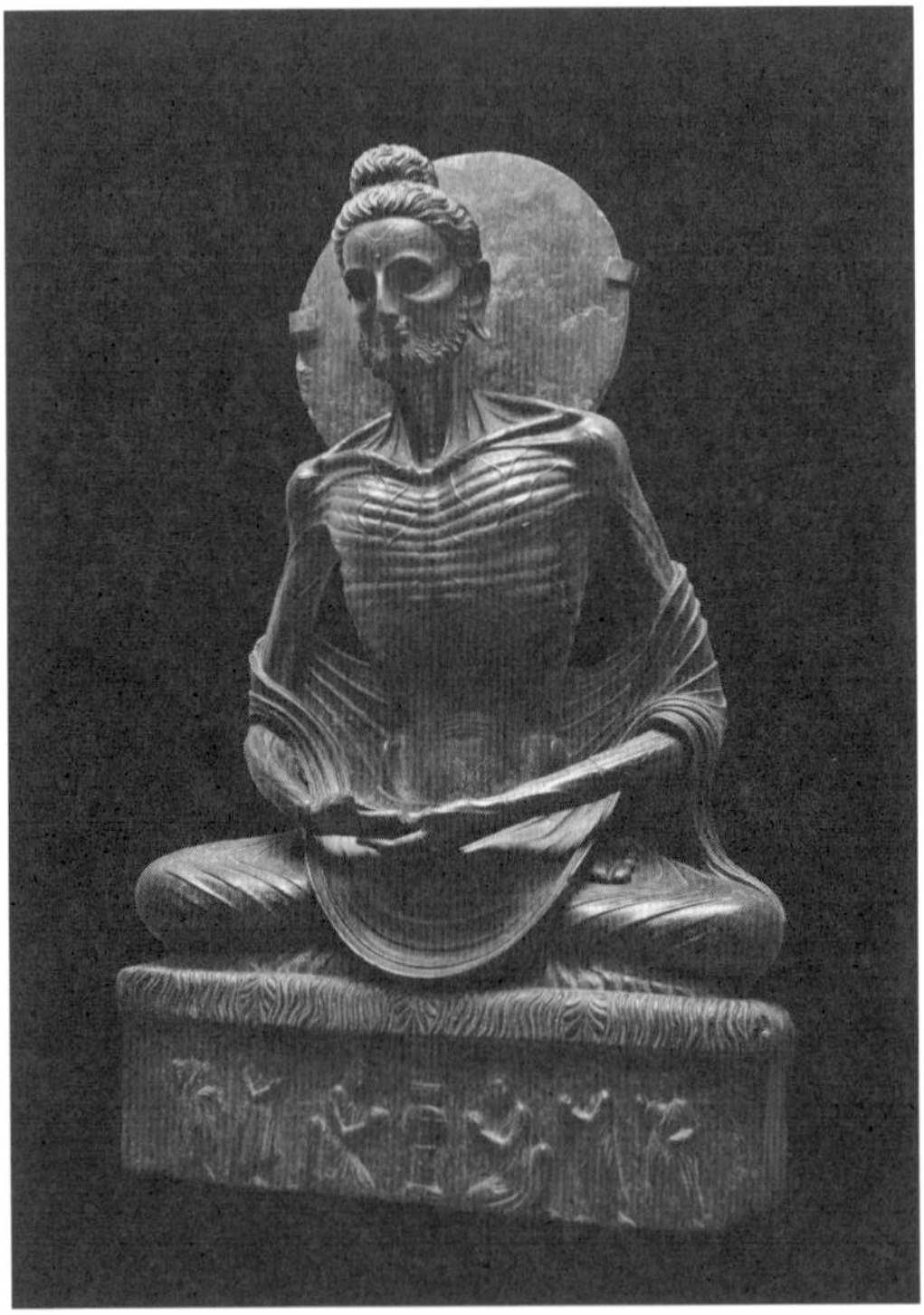

写真１　©イメージナビ

瞑想を会得したことにあると書いています。

現代人は、「心」をいかに鍛え、整えるかに苦労しているのでしょう。「骨瞑想」は、身体と心の両面に不安を抱える現代人にとってぴったりのメソッドです。

骨と心は関係ないように見えますが、実はそうではありません。


写真1をごらんください。勇崎先生に聞いた話ですが、パキスタンのラホール博物館にある有名な「修行時代のブッダ」という仏像にまつわる話です。20年近く前、この写真がアメリカの一流新聞（確かニューヨークタイムズだと思います）に掲載されました。しかし、その写真の下に「衰弱したブッダ」（Emaciated Buddha）というキャプションがあったというのです。それはとんでもない間違いだと勇崎先生は言います。この筋肉の削げ落ちた骨だらけの修行時代のブッダは鋭い眼光と全身にみなぎる氣を発しているのですが、西洋人にはその骨の迫力がわからないのでしょう。このブッダの像はまさに「骨瞑想」の像にほかなりません。

また、日本文化の形成に大きな影響を与えた、室町時代の天才能役者・能作者（戯曲家）である世阿弥は、その著『至花道』の中で次のように述べていました。

〈此芸態《このゲイタイ》に、皮《ヒ》・肉《ニク》・骨《コツ》あり〉（筆者注：「芸態」とは現代語で「芸風」の意）

〈抑《そもそも》、この芸態《げいたい》に、皮肉骨の在所《ざいしょ》を指さば、まづ下地《シタヂ》の生得《しやうとく》ありて、自《おの》づから上手《じやうず》に出生《シュツシヤウ》したる瑞力《ズヰリキ》の見所《けんしょ》を、骨《こつ》とや申すべき。〉

〈又見《ケン》・聞《モン》・心《シン》の三にとらば、見は皮、聞は肉、心は骨なるべきやらん。又、音曲斗《ばかり》にもこの三あるべし。舞のみにも又あるべし。音声《おんせい》ハ皮、曲ハ肉、息ハ骨。姿ハ皮、手ハ肉、心ハ骨〉よくよく心得分くべし。〉

世阿弥が「息は骨」「心は骨」と見抜いたとおり、氣（心）と息（呼吸）、そして骨は密接に結びついています。

心という目に見えない存在をコントロールしようとするのは非常に難しいものです。そこで、骨という物理的な存在にアプローチすることによって、心と身体をよい状態に保っていく。これが「骨と呼吸の勇﨑メソッド」に基づいた私の考える骨瞑想です。

そのため骨瞑想では、骨をポコポコと叩いたり、背骨に氣を通す動作をしたりと、身体性を伴ったトレーニングを行います。

一般的な瞑想の「動かずにじっとしている」というイメージからはかけ離れているかもしれませんが、だまされたと思って一度試してみてください。驚くほどの効果が現れるはずです。

さて、本書でいう「氣」とは「呼吸」であり、「生命エネルギー」のことでもあります。

この関係については本編で詳しく述べるとして、一般的には「気」と表記するところを、本書では「氣」という旧字を用いている理由について触れておきましょう。

師匠の勇﨑先生の教えですが、「气」の中にあるのが「〆」か「米」かで、大きく意味が変わってくるのです。「米」は言うまでもなく私たちの生命力の源になる穀物ですし、その穀物を蒸して湯気が四方八方へと吹き出す様を表した文字です。

一方で「〆」という字は、「鶏をしめる（絞める）」などというように「殺す」「おしまいにする」という意味合いがあります。

そのため湧氣塾ではあえて旧字の「氣」を用いておりますので、私も本書では基本的に、「気」を表す場合には「氣」という字を使っていきます。

それでは、これから人生を切り拓こうという若者から、働き盛りのビジネスパーソン、さらには晩年を若々しく豊かに生きようというご高齢の方まで、老若男女問わずどんな人たちにも役立つ「骨の力を最大限に生かす方法」を、一緒に学んでいきましょう。

目次

第1章　現代人の「骨」はこんなに危ない

第2章　「骨哲学」で自分の身体を深く理解しよう

第3章　骨は「氣のルート」である（身体哲学者・勇﨑賀雄氏インタビュー）

第4章　「骨瞑想」で心身の健康を取り戻そう

序章

「骨瞑想」で私の人生は好転した

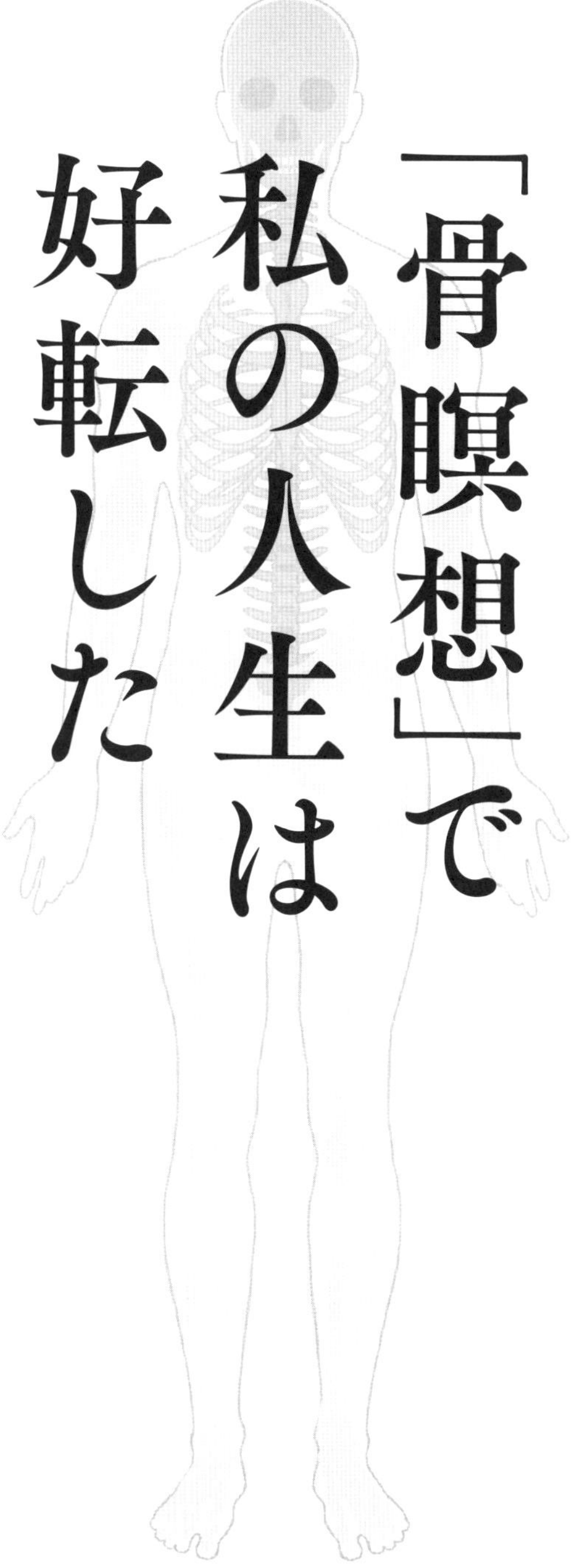

●小学生時代、剣道の「面！」を受けて生きづらさが解消

私が人生で最初に「骨」の存在を強烈に意識したのは、小学生のころでした。

幼少期の私は、細かいことに異常にこだわってしまう性質があり、いつも生きづらさを感じていました。

テレビのリモコンがテーブルに真っすぐ置かれていなかったり、鉛筆の芯が全部尖っていなかったり、お風呂に入って自分の決めた洗い方ができなかったりすると、気持ち悪くて仕方がなかったのです。

今にして思えば、一種の強迫性障害のような症状だったのかもしれません。

小学2年生のとき、私を心配した母が、「何か運動をやらせたほうがいいのでは」と近所の剣道教室に連れていってくれました。

初めて剣道着と防具を身につけ、稽古に参加したときのこと。

「面！」

竹刀で頭をパーンと叩かれた瞬間、全身に「ビビッ！」と衝撃が走ったのです。

骨を通じて全身に振動が伝わる感覚が非常に心地よく、スッキリした気持ちになっ

たことをよく覚えています。頭の中を占めていた些細な、それでいてこだわらずにいられない様々な悩みが、一瞬で消え去るような感じでした。

剣道では、面、胴、小手に竹刀による打撃が加えられます。防具の上からではありますが、硬い物質で身体を叩かれるとダイレクトに骨への刺激が伝わることは、皆さんも想像できると思います。

そんな身体感覚がよい影響をもたらしたのでしょう。

剣道を始めてから、細かいことにこだわりすぎてしまう私の生きづらさは、日に日に解消されていきました。

そして小学校高学年になるころには、ほとんど症状が出なくなり、生きづらさを感じることもなくなりました。

身体に刺激を与えることが、メンタルにも大きな影響を及ぼすこと。

中でも骨に伝わる刺激は、全身への波及効果が強いこと。

子どもながらに、そんな体験が私の記憶の中に刻まれていきました。

もともと野球が好きだった私が、たまたま近所に教室があったという理由だけで始めた剣道によって、大げさではなく人生を変えることになったのです。今思えば、それも運命だったのかもしれません。

●西野流呼吸法で大学受験合格

その後は心身ともに健康に成長していましたが、大学受験のときに次の壁にぶち当たります。

現役そして浪人時代と続けて受験に失敗。しかも、志望校には箸にも棒にも掛からぬような結果でした。

さすがにこれ以上は浪人できません。二浪目は強いプレッシャーを感じながら受験勉強をしていましたが、精神的に不安定で体調も崩しがちになり、勉強がはかどらない日々が続いていていました。

「このままではマズイ。勉強以外にも何か身体によいことをするべきだ」

幼少期の体験から、身体によいことをすれば精神面にもプラスになると考え、当時住んでいた大阪にあった「西野塾」に通い始めました。

西野塾とは、西野バレエ団の創始者として知られる西野皓三先生が主宰する、健康法の稽古をする道場です。医学・武道・バレエの知識や経験から生み出した「西野流呼吸法」を教えていました。

西野バレエ団の由美かおるさんも指導していましたし、芸能人の塾生も多数いらっしゃいました。テレビでも取り上げられて有名だったので、私も西野塾に通って心身の調子を整えようと思ったのです。

西野流呼吸法は、呼吸によって「氣」を全身に行きわたらせようとするもので、特に足裏から息を吸い上げるようなイメージを重視します。稽古は「基本」と「対気」の2つに分けられます。

「基本」ではいくつかの呼吸法によって全身のすみずみの細胞まで酸素を供給し、そうして培われた生命エネルギーを1対1で向き合って交流しあう「対気」でさらに高めるのです。

私も西野先生と「対気」を行ったことがありますが、言葉では形容しがたいほどの、ものすごいエネルギーが自分の身体を駆け巡りました。

こうした西野塾での稽古を通じて、全身に活力とやる気がみなぎっていきました。受験勉強でも格段に集中力が増し、頭の中に知識が効率よく定着していくことを実感しました。

勉強中も呼吸法を意識していたら、自然と背骨が真っすぐになるよい姿勢をキープできるようになり、長時間座っていても全然疲れなくなりました。

過去2年間が嘘のようにどんどん試験の結果もよくなり、見事、第一志望の大学に合格することができました。

西野流呼吸法の効果を体験した私は、大学を卒業して社会人になってからの約10年間、西野塾に通って稽古を続けました。

そして、西野塾で私が一番好きだった指導員が、指導部長であった現在師事している勇崎賀雄先生でした。勇崎先生は細身ながら全身から氣がみなぎるパフォーマンスと知的で説得力のある話で、圧倒的に人気があり、多くの塾生のあこがれの的でした。とにかくカッコよくて、女性だけでなく男性の熱心なファンもたくさんいました。

●「氣の交流」でコミュニケーション力アップ

西野流呼吸法で学んだ「対気」を応用することで、人見知りだった私のコミュニケーション能力もアップして、周囲と良好な人間関係を築けるようになったこともあります。

そんな体験を2つ紹介しましょう。

晴れて第一志望に合格して上京した私は、大学でESS（英語研究会）のサークルに入りました。サークル内で私は英語劇の部門に所属します。

二浪してようやく迎えた大学生活で、エネルギーが有り余っていたのでしょう。それまで演劇の経験などありませんでしたが、「絶対主役をとってやる！」という意気込みでオーディションに臨み、主役の座を勝ち取ったのです。

ただそこからが大変でした。

私は特に英語が得意だったわけではなく、サークル仲間からも「お前の英語は関西弁のなまりがある」などとからかわれていたくらいのレベルです。

英語劇の発表は、毎年秋に行われていた4大学合同の公演会です。それまでの約半年間、覚えきれないくらい膨大な英語のセリフと格闘しながら、さらなる猛練習に励みました。

何度も投げ出しそうになりましたが、そのたびに20名ほどの共演者やスタッフなど、周囲の仲間たちが「がんばれ」「大丈夫だよ」と励ましてくれるのです。他人からここまで親身になって励ましてもらえるのは、人見知りだった私にとって初めての経験でした。

私は大学に進学してからも、東京で西野塾に通って呼吸法の稽古を続けていました。

こじつけのように思われるかもしれませんが、劇の練習でセリフを発するときも、舞台をおりて仲間たちと何気ない会話をするときも、私は常に「対気」、すなわち氣の交流を意識していました。それが他人との深い信頼醸成につながったという実感があったのです。

ともあれ、仲間たちとの交流を経て迎えた本番の公演会で、私は曲がりなりにも主役を演じ切ることができたのです。


もう1つは、新卒で総合商社に就職したときの体験です。

学生時代はマスコミ業界を志望していたのですが狭き門を突破できず、それならばと当時人気だった商社を受けてみたところ、たまたま採用されたのがその会社でした。

そんな経緯でなんとなく入社した私にとって、イケイケドンドンの体育会系で「陽キャ」だらけの商社の社風は場違いなことこの上ありません。

さらに追い打ちをかけるように、その商社では新入社員は全員、独身寮に強制的に入居させられることになっていました。

人生で初めての寮生活で、もともと他人とのコミュニケーションが苦手な私は同期や先輩の人たちになじむことができず、完全に浮いてしまっていたのです。

寮では上下関係も厳しく、さらに同期の誰とも仲良くなれず、「この会社は耐えられない。いつ辞めようか」と思い悩む毎日がしばらく続きました。

「このままではヤバイ」と感じた私は、寮でちょっとした会話をする際にも、相手と氣の交流をすることを意識して接するようにしました。すると、相手と自分の「氣が合うかどうか」がわかるようになったのです。

そして、1人、2人と、少しずつ氣が合って仲良くなる人が出てきました。何とか独身寮に自分の居場所を少しずつ確保することができ、会社を辞めずに済みました。

ちなみに、西野流呼吸法における「対気」の稽古は、2人1組で向き合って、お互いの手首と手首を合わせて、相手に氣を送り込むというやり方です。中国拳法でいう「推手(プッシュ・ハンド)」の稽古を西野先生がアレンジしてつくったものなのです。練達した人が相手に氣を送り込むと、身体が1~2メートルほど吹っ飛ぶようなこともあるくらいです。

もちろん、英語劇や独身寮で誰かと「対気」を行ったわけではありません。しかし「対気」の稽古で培った「相手と氣を交流する」という意識で人と接することで、私のコミュニケーション力も格段にアップしたのです。

●部下の死を乗り越える

総合商社で働いて何年か経ち、東京で展開しているビジネスを、大阪でゼロから立ち上げる責任者になったときのことです。

大阪で事務所を借りて、3人の部下を抱えて、ビジネスの立ち上げに奔走しました。「1年目から黒字化しろ」と会社から厳命されていたので、自分自身も大きなプレッシャーを感じながら悪戦苦闘していました。

そんなある日、部下の女性社員が出社してきませんでした。「彼女どうしたのかな？休むとは聞いていないけど……」と思っていたら、事務所に親御さんから電話が入りました。

「娘が今朝、自宅で亡くなりました」

突然のことで頭が真っ白になりました。

詳しく話を聞くと、どうやら自殺だったとのこと。二重のショックでした。

あとからわかったことですが、自殺に至った原因は仕事ではなく、プライベートな事情でした。しかし私は、自分の部下がそこまで深刻な悩みを抱えていたことに全く気がつかず、フォローできなかったことに対し、強い自責の念を抱きました。

まだ二十代の私にとってそのショックは大きく、精神的に深く落ち込みました。気持ちが沈んでいると、仕事をしていても自然とうつむきがちになり、目線も下がってしまいます。

「このままではいけない。何とか自分を立て直さなければ」

そう決意して、まずはできることから始めようと、頭を上げて背骨をピンと真っすぐに伸ばし、姿勢をよくして仕事をするよう心掛けました。

当時はまだ湧氣塾で教えも受けておらず、「骨」に対する意識はほとんどありません。しかし西野流呼吸法でも、「足の裏から息を吸って頭から空に吐き出す」というイメージを教わっていたので、それを実践すると自然に背骨がピンと伸びる姿勢になったのです。

最初は頭を上げるのもしんどかったのですが、姿勢を保って日々を過ごしていく中で、何とか立ち直って仕事も立て直すことができました。

●企業スキャンダルの最前線に立たされる

その後、西野塾で西野皓三先生の片腕として教えられていた勇崎賀雄先生が、独立してご自身の「湧氣塾」を開かれたことを知り、私もそこに通って稽古を受けることにしました。

ときを同じくして私は精密機器メーカーに転職し、広報やIR（Investor Relations＝投資家向け広報）を担当する部署で働いていました。

しばらくは順調だったのですが、またもやトラブルに巻き込まれます。

歴代の経営陣が長年にわたり粉飾決算を行っていた事実が明るみに出たのです。従業員である我々が知る由もなかったことで、まさに青天の霹靂でした。

当然、会社の株価は連日ストップ安です。私はＩＲという投資家向けの情報を出す部署で、株主や投資家からひっきりなしに寄せられる問い合わせの対応をしつつ、東京証券取引所からの調査に提出する資料づくりにも追われていました。

毎日夜中の1時や2時まで残業し、翌日も早朝から出勤。睡眠時間が3時間足らずしかとれないハードな日々が3カ月以上続いたのです。同僚には激務やプレッシャーで、メンタルを病んでしまう人も続出しました。

会社が潰れるかどうかの瀬戸際でしたから、私も無我夢中でした。ビジネスパーソンの方には、多かれ少なかれこうした修羅場の経験はあるかと思います。

そんな状況下でも私は驚くほど、元気に働くことができました。

私はどんなに疲れて帰ってきても、毎晩、就寝する前に必ず瞑想を行っていました。瞑想して自分が置かれた状況を真摯に見つめ、心を落ち着けて日々を過ごすことで、同僚が次々にダウンしていく中でも私だけは元気でいられたのだと思います。

平日は深夜まで仕事でしたので、湧氣塾に通って稽古ができるのは土曜日だけでした。一緒に稽古する仲間からも「会社が大変なのに休まず稽古を続けて偉いね」なんて励まされたりもしました。

しかし私にとっては、毎週の稽古によって骨と氣をよい状態に保てていたからこそ、心身も軽やかになり、ハードな仕事を乗り越えられたのだと思います。仕事以外の場所に自分の中心となる柱を持つことで、仕事でも力を発揮できることを実感しました。

私のビジネスマン人生において一番、思い出に残っている出来事でもありました。

●顔の骨を手でこすって、うつ病を克服

しかし数年後、上司によるパワハラの影響もあり、また心身の不調に見舞われます。医師からは「うつ病」だと診断されました。

病院から処方された薬を飲んでも、状態はなかなかよくなりません。もともと私は、何かあるとクヨクヨと考え込んでしまいがちな性格でした。うつ病と診断されたことで、マイナス思考が頭の中をグルグルと巡るようになってしまったのです。

「このままではいけない」と焦った私は、湧氣塾で教わったメソッドの中でも、あることを重点的に実践してみました。

それが、「顔の骨を手でこすって邪氣を抜く」という動作です。

湧氣塾では、骨を手でポコポコと叩いたり、あるいは骨を手でこすったりして刺激を与え、骨の代謝をよくして骨全体を強くするというメソッドを行います。

本書でもあとで説明しますが、「氣」とは「生命エネルギー」のことでもあります。生命エネルギーが身体のどこかに偏差（氣が特定の部分に滞って身体が変調をきたすこと）すると心身の不調につながるので、全身にバランスよく循環させることが大切です。

湧氣塾では「氣が頭に上がっている」という言い方をしますが、うつ病の症状は、物事を考えすぎるがあまり、生命エネルギーが頭にばかり偏差してしまった状態なのです。

顔の骨を手でこする行為は、氣のルートである骨を刺激して、頭にたまっている氣を散らして全身に巡らせる効果があります。

私は日常生活のあらゆるスキマ時間で顔の骨を手でこするようにしました。周囲からは手で顔を触っているだけにしか見えないでしょうから、仕事中でも手が空いたら顔の骨をこすっていました。

それを1カ月ほど続けていたある日、頭に上がっていた氣がスッと腹のほうへ落ちてくる感覚がして、それから徐々に心身のバランスが整っていきました。

余計なことばかり考えていてモヤモヤしていた頭の中が、その瞬間からスッキリして、目に入ってくる景色もクリアに晴れて見えました。

師匠の勇崎先生は、

「東京という大都会で毎日働いていたら身体は邪氣だらけになる。なるべく邪氣を浴びないように、そして邪氣を浴びたらすぐに抜くことが大事だよ」

と、よくおっしゃっていました。

まさに、邪氣を抜くことの効果をそのとき実感したのです。

このように、私の人生におけるいくつかの大事な局面で、「骨」と「氣」の存在を強烈に意識する出来事がありました。

氣は単にたくさんあればよいわけではありません。頭にばかり氣が偏差してしまえば、うつ病のような症状を引き起こしてしまいます。つまり氣の有無や大小強弱よりも、偏差させずにバランスよく循環しているかどうかのほうが大事なのです。勇崎先生は「氣で大切なことは、そのクオリティだ」と、また、「純度の高い、誰にでも心地よい氣を養成することだ」といいます。

そして、全身にまんべんなく氣を循環させるためには、骨という「氣のルート」を活用することが必要になるのです。

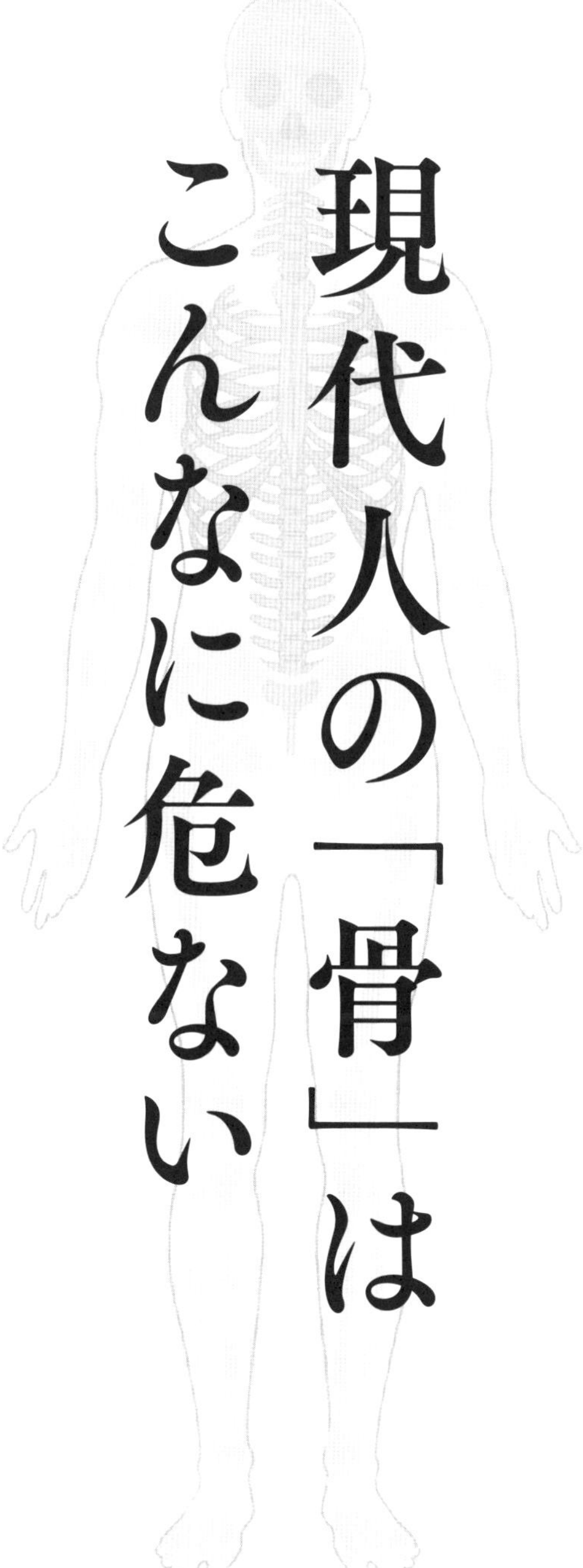

第1章

現代人の「骨」はこんなに危ない

●平均寿命と健康寿命は10年乖離している

まず第1章では、現代人の身体に対する常識がいかに誤っているのかを説明していきましょう。

ご存じのとおり、日本は今、大変な高齢社会を迎えています。高齢者の方々が、健康で生き生きと暮らしていける世の中であることは誰もが望むところです。

たとえ長生きしたとしても、思うように身体を動かすことができなかったり、自力で生活が難しい状態であれば、本人だけでなく周囲も様々な苦労があるでしょう。

ここで気掛かりなデータがあります。

「健康上の問題で日常生活が制限されることなく生活できる期間」のことを「健康寿命」と呼びますが、日本人はこの健康寿命と平均寿命の間に約10年の乖離があるのです。

【平均寿命】
・男性：81・41歳
・女性：87・45歳

【健康寿命】（カッコ内は平均寿命との差）
・男性：72・68歳（8・73年）
・女性：75・38歳（12・07年）

（2019年、厚生労働省のデータより）

特に女性は、平均寿命が延びた分だけ健康寿命との差も広がってしまい、「不健康な期間」が12年にも及んでしまうのです。人間は長寿になったと言われますが、日常生活が不自由なく送れる状態の健康を維持できる期間は、思ったよりも短いのです。私たちはこのことをしっかり認識しなければいけません。

●高齢者にとって「骨折」は深刻な問題

高齢者が自分で日常生活を送れなくなり要介護・要支援の状態になった原因について、「国民生活基礎調査」（厚生労働省、2022年）では、1位が認知症（16・6％）、

2位が脳血管疾患（16・1%）、そして3位が骨折・転倒（13・9%）となっています。

このように高齢者にとって骨折は非常に深刻な問題です。転倒などの理由で高齢者が骨折をして動けなくなると、そのまま寝たきりになってしまうケースも多いでしょう。

高齢者に特に多い「4大骨折」に、次のようなものがあります。

- 上腕骨近位端骨折（肩）：転倒して肩をぶつけたり、手をついた際などに骨折
- 橈骨遠位端骨折（手首）：転倒して手をついた際などに骨折
- 大腿骨近位部骨折（太ももの付け根）：尻もちをついたり、転倒した際などに骨折
- 脊椎圧迫骨折（背中・腰）：尻もちや、くしゃみなどの衝撃でも骨折する場合あり

こうした高齢者の骨折を引き起こす要因として、「骨粗鬆症」が挙げられます。

骨粗鬆症とは、簡単に言えば「骨がもろくなって骨折しやすくなる病気」のことです。

骨は成長期に活発につくられますので、その時期に身長も伸びます。そして20歳代で骨量がピークに達し、40歳前後まではおよそ一定の水準を保っていますが、その後は加齢とともに骨量は減少します。

骨は、身体のほかの細胞と同じく代謝を繰り返しています。古い骨を壊して（骨吸収）、新しい骨をつくることで（骨形成）、一定の骨量を保っているのです。

この骨吸収と骨形成のバランスが崩れてしまうと、骨量が減って骨粗鬆症となってしまいます。

●筋トレブームの落とし穴

街中を歩くと、至るところにトレーニングジムの看板があります。最近では24時間365日、コンビニ感覚で気軽に通うことのできるトレーニング施設もあって人気を博しているようです。

今や老若男女問わず、筋力トレーニングは大流行です。テレビや雑誌、ウェブニュースなどでも、健康のためには筋トレが大事だと喧伝されています。

ましてや老後を健康で過ごすという話題になると、すぐに「筋トレをして足腰を鍛えて……」という方向になるのが昨今の風潮です。

しかし本当にそうでしょうか？　筋トレをして筋肉をつければ、高齢になっても身体を自由に動かすことができたり、快適に生活することができるのでしょうか？

必ずしもそうとは限りません。むしろ、筋トレのやりすぎは身体にとって害になる可能性もあるのです。それは高齢者だけでなく、成人にとっても同じでしょう。

「身体を動かす」というと、一般的には「筋肉で身体を動かす」と考えがちです。しかし、イカやタコ、ナメクジなどの軟体動物を想像してみてください。身体に骨がなければ、人間のような複雑な動作はできないのです。

骨という芯がしっかりあってこそ、筋肉も生きるのです。

また、筋肉には寿命があります。筋肉が元気に動いてくれる寿命はおよそ50年程度で、加齢にしたがって弾力を失っていきます。歳をとり、硬くなった筋肉で無理に筋トレを行うと、筋肉が断裂して肉離れを起こすなどのトラブルが頻発します。

それに対して骨は、しっかりとケアをすれば100年は機能を保ってくれます。だからこそ、「人生100年時代」で長寿が当たり前となった現代では、筋肉よりも骨のケアに神経を使うべきなのではないかと私は考えます。

私が師事している勇﨑賀雄先生の「湧氣塾」では、ポコポコと骨を叩くなど、直接骨に刺激を与えるようなメソッドを数多く取り入れています。こうしたメソッドは、世間で大流行している筋トレとは一線を画すものです。

中高年になってからの筋トレで身体を痛め、ほかで治療を受けても回復せずに悩んでいる人が、最後の望みを託して湧氣塾にいらっしゃるケースがよくあります。骨を刺激するメソッドを実践し、骨と筋肉のバランスを取り戻すことで健康な身体を手に入れている姿をたくさん見てきました。

そんな経験からも、私は筋トレ偏重の考え方から脱却して、骨という存在に注目し直すべきだと強く訴えたいのです。

●過度な筋トレで呼吸が阻害される

過度な筋トレの弊害はほかにもあります。

「はじめに」で世阿弥の言葉を紹介しましたが、心（氣）と息（呼吸）と骨とは、切っても切り離せない関係です。

一方で筋トレは、呼吸を邪魔してしまう場合があります。

筋トレは「無酸素運動」に分類されます。筋トレは短時間に負荷がかかる激しい運動であり、エネルギー消費に酸素を消費しません。酸素を使いながら行うジョギングなどの「有酸素運動」とは異なるのです。

皆さんが筋トレをするときのことを思い浮かべてほしいのですが、ぐっと筋肉に力を入れるときに、歯を食いしばって呼吸を止めているはずです。このように息を詰める動きによって培われた筋肉は、自然でなめらかな呼吸を阻害してしまいます。

過度な筋トレによって全身に硬い筋肉がついてしまい、スムーズな呼吸ができなくなると、どうなるでしょうか。

すぐに息が上がり、興奮しやすくなる。
腹より胸での呼吸が強調され、いつも緊張気味になる。
呼吸が浅くなり、深い思慮に欠けるようになる。

このように、心身への悪影響が出てくるでしょう。

筋トレブームでスポーツジムの数は増えても、骨や呼吸を鍛えるための器具を置いてある施設はありません。どうやって骨を鍛えればいいのか知らないのですから当然です。

筋肉は外から見えますが、骨は外から見ることができません。ですから人間は目に見える筋肉を鍛えるほうに興味が向きがちですが、身体を内側で支えている骨の重要性にも少しずつ関心が寄せられるようになってきてはいます。私の師である勇﨑先生の著書に『50歳からは「筋トレ」してはいけない』(講談社)があり、そこにアメリカのボディービル愛好家の悲劇の例が載っています。主演はロバート・デ・ニーロで、アカデミー賞で何部門もノミネートされた『レナードの朝』という有名な映画がありますす。その原作者である精神科医のオリヴァー・サックスは、若いときから筋トレ中毒になり、晩年、身体がガタガタになりながら、古いボディービル仲間と「俺たちバカだなあ」と嘆いているのです。オリヴァー・サックスの自伝『道程』(早川書房)にリアルに描かれています。

筋トレはダメだと気がつき、骨に対する意識は高まっていたとしても、実際にどのようにして鍛えればいいのかわからないというのが現状だと思うのです。

あえて筋トレでたとえるならば、プロテインをどれだけたくさん摂取したとしても、筋トレをしなければ筋肉はつきません。

骨も同様です。骨を強くするためのサプリメントや食事をとることは無意味ではありませんが、それだけでは不十分です。トレーニングを行わなければ骨は強くなりません。

骨の知識を正しく理解し、適切なトレーニングを実践すること。それが強い骨をつくる第一歩です。

●スマホで脳ばかり刺激している現代人

筋トレブームと同じく、私が懸念していることがあります。

それは、現代人はあまりにも「脳」に関心を置きすぎているということです。

2005年5月、ニンテンドーDSソフト「脳を鍛える大人のDSトレーニング」（東北大学未来科学技術共同研究センター川島隆太教授（当時）監修）が発売されてヒットすると、そこからしばらくの間「脳トレ」が大ブームとなりました。

私の師匠の勇﨑賀雄先生は行きすぎた脳トレブームに対して早くから警鐘を鳴らしていました。2006年12月に出版した『脳ひとり歩き時代　バーチャルな脳を身体が救う』（河出書房新社）の冒頭で、勇﨑先生は次のように指摘されています。

〈わたしたちの住む社会は高度なテクノロジーに支えられた情報化社会である。しかし、見方を変えればわたしたちはやたらに脳を刺激、挑発され、いわばパチンコ屋の中にいるようななんとも落ち着かない生活環境の中にいるともいえる。当然のことな

がら、こうした状況の中にいると人間は氣が上がって心身症的にならざるを得ない〉（P5）
〈高齢化対策として脳トレがボケ防止も含めて何もしないよりいいかもしれないが、中・高年にとって一番大切なことは、運動不足と飽食ですっかり鈍《なま》ってしまった身体を無理なく少しでも動かせるようにすることではないのか〉（P8）

脳トレの弊害は、脳ばかり刺激することで、氣が頭に集まりすぎてしまうことです。そうした状態を「氣が頭に上がっている」と表現します。昔から日本では、興奮や怒りで冷静さを欠く状態を「頭に血がのぼる」と表現しますが、それに似ています。序章でも触れましたが、私がうつ病になったときも、氣が頭に上がりっぱなしでした。頭に偏差していた氣を、顔の骨を手でこすることによって全身に散らし、回復したのです。

さて、18年前に勇﨑先生が指摘されていた状況が、残念ながら現代ではさらに悪化しているのではないかと私は危惧しています。
大きな影響を与えているのはスマートフォン（スマホ）の存在でしょう。今や老若男女問わず誰もが当たり前に使うようになったスマホですが、どこでも手軽に片手で扱えるため、気がつけば四六時中スマホを触っているという人も多いのではないでしょうか。

通話やメール、LINEのやりとり、そして音楽を聴いたり動画を見たりと、スマホで行われるあらゆることは聴覚や視覚を通じて脳に刺激を与え続けています。その結果、現代人は「氣が頭に上がりっぱなし」の状態になり、頭に濁った氣、質の悪い過剰なエネルギーを持った氣（邪氣・禅では「穢氣（わいき）」という）が溜まってしまっているのです。勇崎先生の教えによれば、スマホに限らずパソコンも脳を過剰に刺激します。

邪氣の原因は2つあります。1つは悪い食べ物、鮮度の低い食べ物、加工した肉類、甘すぎる食べ物や過食などですが、もう1つは頭の使いすぎによる邪氣の発生です。発生史学的に見て、身体を構成している臓器に、内胚葉由来の内臓系器官と外胚葉由来の体壁系器官があります。これは別名植物性器官と動物性器官と呼びます。植物性器官の代表は腸管系、つまり内臓ですが、動物性器官の代表は脳と筋肉なのです。そして、この動物性器官を使いすぎると、邪氣が生み出されるのです。少し難しいことを述べましたが、この本で述べる骨哲学や骨瞑想の基本にある考え方を簡単にいえば、「氣をバランスよく全身に巡らせる」ということです。そして氣を全身に巡らせるには、身体を内側から（骨から）動かすことが一番なのです。

スマホを見て脳ばかりを刺激している現代人に今必要なのは、身体を上手に動かして頭に溜まった氣を全身にバランスよく巡らせ浄化させることなのです。

●コロナ禍で骨が弱くなった

2020年に起きた新型コロナウイルスのパンデミックで、世の中は大きく変わりました。「ニューノーマル（新しい生活様式）」が叫ばれ、私たちのライフスタイルにも変化が生じました。

私が勤めていた会社でもリモートワークが導入され、家に居ながら仕事ができるようになりました。満員電車の通勤から解放され、当初はその変化を喜んでいたのです。しかし、何カ月もリモートワークの生活が続いたあるとき、自分の身体に違和感を覚えました。

コロナ前と比べて、明らかに骨が弱っていることを感じました。

単純に運動不足で体重が増えたからでもあるでしょうが（笑）、まさにその運動不足というのが大きな問題なのです。勇崎先生は、人間も動物だから「動かないと動けなくなる」と言います。ビジネスパーソンにとって満員電車での通勤時間は苦痛でしかないと思っていましたが、実は身体に刺激を与えるよい運動の機会にもなっていました。家から駅まで歩き、駅では階段を上り下りし、電車に乗ってからは揺れる車内で立ったままバランスを保つ。ときには混雑のあまり、ほかの乗客に押されて倒れそうになるところをグッと踏ん張る……。

毎日、家と会社を往復しながら、これらの運動を通じて全身に刺激を与えていたのです。

もちろん、リモートワークを導入できたのは一部の業界・企業に限った話でありますが、ステイホームの呼びかけや各種イベントの中止、旅行の自粛など、社会総体として人間の活動量が低下したということは言えるでしょう。

勇﨑先生の著書『「80歳の壁」を越えたければ足の親指を鍛えなさい』（講談社）に紹

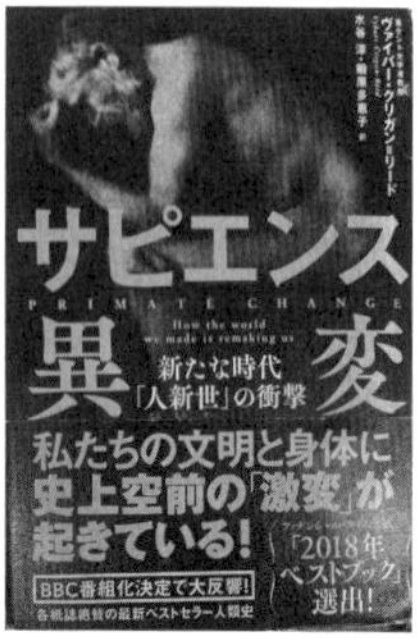

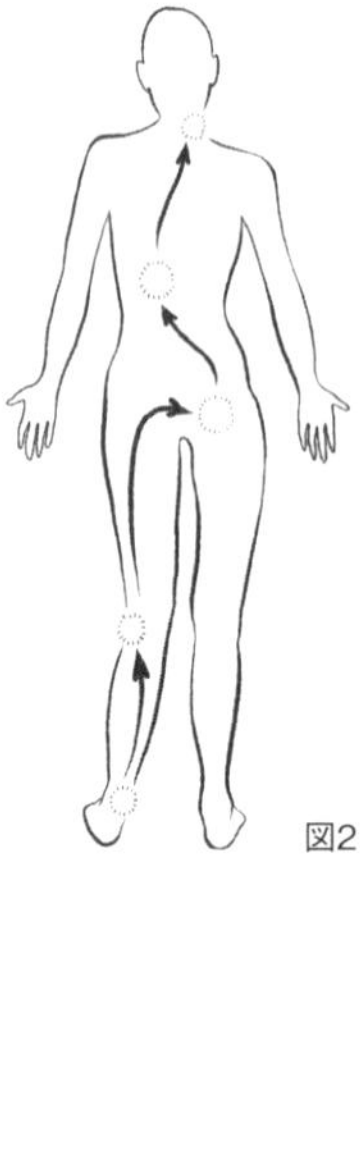
図2

介されている、イギリスのヴァイバー・クリガン・リードという、文学や歴史、健康学といった幅広い領域の研究者の書いた『サピエンス異変』（飛鳥新社）という本があります。この本は書籍紹介では世界的に定評のあるフィナンシャル・タイムズ紙で2018年度の最優秀書籍に選ばれ、養老孟司氏も取り上げていますが、図2のような図を載せて（P131）、人間の身体は運動不足で土踏まずのアーチがなくなると、全身にゆがみが出てしまうと、勇崎先生に通じることを言っています。

●猫背は「氣の循環」が滞り心身の不調につながる

背骨がピンと立っているかどうかは、その人が元気かどうか、エネルギーに満ち溢れているかどうかの尺度になります。

背骨は本来、緩やかなS字型に湾曲しています。そのため「背骨を立てる」といっても、実際には骨そのものを真っすぐにすることではありません。

「背骨を立てる」というのは、頭の頂点に紐をつけて、その紐で空から引っ張り上げられているようなイメージです。

「背筋を伸ばす」という表現もありますが、大切なのは背骨を立てて、氣を全身にまんべんなく循環させるイメージです。

自分の身体を一本の木だと考えてみるのもいいかもしれません。こうしたイメージで垂直方向に身体を伸ばすと、氣の循環がよくなります。勇﨑先生の発想はもっと斬新で、「頭は重たいアドバルーンだと捉えよ」と言います。頭自体に浮力があり、身体を引き上げているのだと言うのです。

猫背になると何が問題かというと、氣の循環が滞ってしまうことです。

●人類はなぜ立ち上がったのか

人類の進化史上最大の出来事は「直立二足歩行を始めたこと」にあるというのは、人類学者の間では共通の認識になっています。

勇﨑先生は「人類はなぜ立ち上がったのか」という人類史学における最大の問いに、宗教的、哲学的な答えを出しています。

それは「集団憑依説」と名づけられたものですので、ごく簡単に説明しておきましょう。

勇﨑先生によると、人類は「二段階」の進化過程を経て現在のような完全な直立二足歩行の姿勢が完成されたのだと言います。一段階目は、チンパンジーやゴリラのような、ときには立ち上がって、よちよち歩くという進化段階です。そして二段階目は、宗教的、文化的な契機によって人間が真に垂直に立ち上がった段階です。ここで、単に遠くを眺めて空間的に視野を広げるという、リスやレッサーパンダのような動物的段階から脱したのです。

〈人間は他の動物と異なり、身体を垂直に起こしたことにより、大地には這《ママ》った現実の行動の方向の他に、その自分の行動を眺める観察者の世界、その行動の世界をさまざまに考察する自己の世界、さらには空想的世界、形而上学な世界、あるいは超越的、宗教的世界を持つようになったのである。〉（『脳ひとり歩き時代』Ｐ１３８）

つまり身体が垂直性を持つことは、超越性に通じ、時間的にも過去や未来を考えられると同時に、自分たちがいつかは死ぬということを知る存在になったのです。

人間が身体の垂直性を獲得した決定的な契機は、宗教的儀式やイニシエーション（加入儀礼）、また素朴に火を囲んで歌い踊るといった、集団的熱狂による「憑依」を伴った身体行為によって起こったと勇崎先生は考えています。人類は初期の狩猟採集をしていた時代から、呪術や神への祈祷やお祭りといった宗教的儀式を行っていました。現代風に言えば、若者がロックコンサートで行うスタンディングオベーションでしょう。

それは、高揚した生命エネルギー（氣）が背骨を垂直にのぼり、頭を突き抜けて、「天・地・人」が一直線に連なる状態が実現した状態です。このような「集団憑依」によって人間は身体の垂直性を得て、超越的、宗教的存在になったのです。

「集団憑依説」について、詳しくは『「阿修羅」の呼吸と身体』（現代書林）および『脳ひとり歩き時代』をご参照ください。


近年、人類学が人間を定義するとき、従来のホモ・サピエンス、つまり「知恵を持ったヒト（サル）」ではなく、「宗教的な存在」だと定義する考え方が主流になってきました。哲学的に言えば、人間は現実的世界と同時に、現実を越えた超越的世界、形而上学的世界を持った存在だということになるでしょう。

イスラエルの著名な歴史家ユヴァル・ノア・ハラリは、『サピエンス全史』の中で、人間は「幻想」（バーチャル）の世界を持った存在だとして、人類史を説明しています。

人間と同じように群れをなして生きている動物は、オオカミやシマウマなど、少なくありません。その群れの個体数は二、三十頭から数十頭が一般的だと言われています。それが人間の場合、四万年ほど前に現生人類（ホモ・サピエンス）が誕生してから三万年前、二万五千年前、二万年前と時代が下るにつれて、人間の集団が数十人から百人を超え、やがて数百人、数千人と増えていったのです。歴史学では初期人類の急速な人口増加は一万年前の農耕革命（狩猟採集社会から農耕社会への変化）によると考えられていますが、それ以前に人間が集団を形成する人数が急激に増えていたのです。

ハラリは「虚構が協力を可能にした」と表現しています。人間が直接コミュニケーションをとって協力し合えるのは１５０人が限度で、これは現代でもあてはまる上限です。しかし人間だけが、神話や伝承、宗教といった虚構（フィクション）を語る能力を得たので、全く面識のないたくさんの人々が協力し合うことができるようになりました。

いわば「宗教性の発達」により人間の集団に統一した価値観が生まれ、それが農耕革命を可能にし、急速な人口増加によって地球上を支配するようになりました。「人間の人間たる由縁は宗教性にある」と人類学が考えるのもこのためです。

こうしたことを踏まえると、「人類はなぜ立ち上がったのか」の問いに対する勇﨑先生の答えが「集団憑依説」だというのは、さらに興味深いものとなります。人間が二本の足で立ち、垂直に立った背骨を氣がのぼり、天に連なる。その感覚を集団で共有したことが、進化のターニングポイントになったとも考えられるからです。
背骨と氣の関係が、私たち人間にとってどれほど重要かがうかがえるでしょう。

第2章

「骨哲学」で自分の身体を深く理解しよう

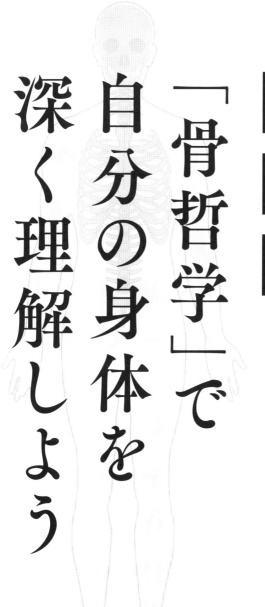

●骨の永続性は人間に哲学的考察をもたらす

第2章はタイトルにあえて「骨哲学」という私の造語を使ってみました。「骨と哲学は関係ないだろう？」と疑問に思う人もいらっしゃるかもしれません。しかし人間は歴史的に、骨に対して哲学的な意味を見出してきました。わかりやすい例は「遺骨」でしょう。世界各国の多くの文化や宗教において、遺骨は故人の霊魂や精神と密接なつながりがあると考えられており、だからこそ尊ばれます。遺骨を大切に扱うことが、故人の尊重にもつながるのです。

新型コロナウイルスの世界的感染拡大により、親族でさえ亡くなった人と会えない、つまり故人を葬ることができないという歴史的な異常事態が起こりました。イタリアの著名な哲学者ジョルジョ・アガンベンは〈死者——我々の遺体——が葬儀の権利をもたない。我々の近くにいる者たちの遺体がどうなるのかも分からない。（中略）生存以外にいかなる価値をもたない社会とはいったい何なのか？〉と問題提起しました。人間の文化そのものを研究する哲学が、人間の死と葬りを重視することは、不思議ではありません。

そして遺骨は故人の記憶を具体的な物質として残すものなので、遺族や共同体にとっても故人とのつながりを感じられる重要な存在となります。

このように骨は、生物が死んだあとも長く残るために、永遠性や不滅を司るものと考えられているのです。

仏教でも仏舎利と言って釈迦の骨をとても大切にしています。

また日本では、太平洋戦争が終結して70年以上が経った現在でも、激戦地となった南洋の島などで戦没者の遺骨を収集する事業が続けられています。社会的にも遺骨がどれほど大切な存在と考えられているかがよくわかります。

メキシコでは毎年11月1日と2日に「死者の日」という伝統的な祭りが開かれ、死者を偲び、生きている喜びに感謝します。

「死者の日」では、「カラベラ（どくろ、頭蓋骨）」を模した装飾が至るところに置かれます。まさに骨が生と死の象徴として、人々の精神に深く根づいているのでしょう。また、骨の形状や構造が持つ独特な美しさや不気味さ、象徴性が、人々の心を惹きつけます。海賊の旗印や漫画『ONE PIECE』（集英社）に出てくるスケルトンなどが典型です。

生命のはかなさと、それに対比するかのような永続性を持つ骨という存在は、古くから現在に至るまで私たち人類に哲学的な考察をもたらしてきたのだと思います。勇崎先生によると、骨の死に通じる不気味さ、恐れが、今に至るまでスポーツや健康法の基本として取り入れられなかった原因だろうと言います。そして、だからこそ、骨を身体哲学の中心に据えなければならないということです。

身体（物質）と精神の交差点に位置する骨は、「生命とは何か」という深遠な哲学的命題を洞察するうえで、最も身近な窓口なのです。

●生物は骨の進化と肺呼吸の獲得で上陸を成し遂げた

地球上に初めて生命が誕生したのは、約38億年前のこと。海の中で誕生した原初の生命は、1つの細胞からなる単細胞生物だったと考えられています。

約24億年前にはバクテリア（藍藻《らんそう》）が登場して太陽光から光合成して酸素を出すようにもなります。大気中の酸素からオゾン層が形成され、太陽からの有害な紫外線がさえぎられるようになり、陸上に生物が住める環境が徐々に形づくられていきました。

少し細かく言うと、勇崎先生が『「阿修羅」の呼吸と身体』で書いているように、地球生命史上の重大事件として、

①原始生命発生（約40億年前）

②バクテリア（原核生物）の出現（38～35億年前）
③光合成開始（27億年前）
④真核生物の出現（21億年前）
⑤多細胞生物の出現（10億年前）
⑥硬骨格生物の出現（5・5億年前）
⑦人類の出現（500万年前）

の7つに分けて考えるとわかりやすいと思います。

もう少し具体的に言うと、⑥の約5億4200万年前から始まるカンブリア紀に、有名な「カンブリア大爆発」が起こります。この時期に海中で様々な種類の生物が爆発的に誕生しました。

ここで押さえておきたいのは、硬骨格生物（硬骨魚類）の誕生です。

その後、約4億年前のシルル紀末からデボン紀初めにかけての時期に、まず植物が、そして節足動物（昆虫や甲殻類など）や両生類が海から陸に上がり、陸上生活を始めます。これも勇崎先生の教えによりますが、生物の海から陸への上陸劇は生命史の中でもとりわけ劇的なドラマでした。形態学者（解剖学者）の三木成夫さんが、名著『胎児の世界』（中央公論新社）で念入りに記述していますが、一億年以上の歳月をかけて、エラで原始的な呼吸をしていた魚が地上への上陸作戦を試み、ついに肺呼吸を獲得して両生類として陸でも生息できるように進化したのです。

哺乳類が誕生したのは約2億3000万年前、そして初期の人類誕生は700万年前に、現生人類（ホモ・サピエンス）が生まれたのはわずか20～30万年前なのです。

最初の生命が誕生してから人類が出現するまでを概観してみました。進化の過程で重要なのは、無脊椎動物と脊椎動物との分化です。

無脊椎動物とは背骨（脊椎）を持たない動物であり、脊椎動物は背骨を持つ動物のことです。無脊椎動物は単細胞の原生生物から、多細胞生物の海綿動物、軟体動物、節足動物、原索動物などおびただしい種類があり、地球上に存在する全生物の約96パーセントを占めています。

一方で脊椎動物は約5億年前に最初に登場した魚類（カンブリア紀のピカイア）から、両生類、爬虫類、鳥類、そして哺乳類へと進化してきました。無脊椎動物に比べて背骨を持つ脊椎動物は、より複雑で高度な神経系を発展させ、進化の過程で骨の役割も変化してきました。

骨（骨髄）には造血機能がありますが、魚類の骨にはその役割はありません。魚類の造血機能は骨ではなく脾臓が担っています。魚類から陸上動物に進化していく中で、造血機能も脾臓から骨へと移っていきました。

呼吸も、水から酸素を得るエラ呼吸から、空気から酸素を得る肺呼吸へと変化します。

骨そのものにも変化が生じます。水中生活に適した魚類の骨格から、陸上生活に適した硬くて頑丈な骨格になるのです。また鳥類は飛行するため、身体を軽くするために骨の中が空洞になるという進化をしました。

身体の支柱となる背骨を持った脊椎動物が、地球環境に適応してさらなる進化を遂げ、やがて人間となり地球の主役となっている。この厳然たる事実からも、骨、特に背骨の重要性をうかがい知ることができるでしょう。

●人間の特徴は直立二足歩行にある

人間（ホモ・サピエンス）と、ほかの脊椎動物をわける決定的な違いとは何でしょうか？

最大の違いは「直立二足歩行」にあります。

人間に最も近い類人猿に分類されるチンパンジーやゴリラでも、ごく短時間の二足歩行を行うことはありますが、移動する際の基本的な形態は四足歩行です。カンガルーやネズミなども二足で立つことはありますが、それは歩行というより跳躍のための動作です。

鳥類も二足歩行をしますが、これは前足が翼として発達したという事情によるものであり、人間の直立二足歩行とは異なる進化と言えるでしょう。

人間が直立二足歩行によって得た主な恩恵には、次のようなものがあります。

- 二本の手が自由になり、道具の使用など複雑な作業を行えるようになった
- 四足歩行に比べてエネルギー効率がよくなり、長距離移動ができるようになった
- 視野が拡大し、外敵の脅威を避けたり食料を発見したりする際などに役立った
- 太陽の直射日光にさらされる体表面積が減り、体毛がなくなり汗腺（エクリン腺）の発達により効率的な体温調節が可能になった

ほかにもありますが、総じて言えば、直立二足歩行は進化における重要なターニングポイントであり、人間の生物学的・社会的な発展に大きな影響を与えたのです。

●背骨が頭を支えたことで脳が発達した

直立二足歩行によって人間が得た恩恵をもう1つつけ加えるならば、「垂直（縦）と水平（横）という2つの身体軸」というものが挙げられるでしょう。

四足歩行の動物は、身体軸（＝背骨）が地面に対して水平になります。そのため身体軸と行動軸（歩く方向）も同じになるので、1つの軸しか存在しません。

それに対して直立二足歩行の人間は、大地に対して垂直な身体軸と、大地に対して水平な行動軸という2つの軸を持っています。

大地に水平な行動軸とは別に、天に向かって上に伸びる垂直な身体軸を持ったことで、人間はほかの動物と一線を画す存在になりました。

数多くの生物の中で、人間だけが宗教や哲学や芸術を生み出すことができたのも、直立二足歩行によって高くなった視点や、地べたから天空に向かっていく身体軸の存在と無関係ではないと思われます。

身体軸の方向は、脳の発達にも大きな影響を与えています。

四足歩行の動物は背骨が地面に対して水平ですから、脳が発達して頭が重くなると、首が下に垂れて上がらなくなってしまいます。そのような制約があるため、脳があまり発達できませんでした。

直立二足歩行の人間は、背骨が頭を支えてくれる身体の構造によって、脳が発達することが可能になりました。頭が重たくなっても、背骨の軸が垂直に立っているので首が下に垂れなくて済むのです。

人間は四足歩行の動物に比べて脳の容量を飛躍的に増大させることができました。それが現在の人間の繁栄につながっていることは間違いありません。

●骨のホルモンが若さを生み出す

骨の果たす役割の中でも、特にホルモンの分泌に関しては最近の研究で、骨から分泌されるホルモンに「若返り効果」があることがわかってきました。

骨をつくる骨芽細胞から分泌される「オステオカルシン」というホルモンは、記憶力や認知機能、生殖能力を向上させることが知られています。

それだけではなくオステオカルシンは、血糖値を下げたり、全身の代謝を活性化させたり、活性酵素を除去したりするなど、数多くの「若返り効果」があることもわかってきているのです。

同じく骨芽細胞から分泌される「オステオポンチン」というホルモンも、造血幹細胞の機能を若く保つことで全身の免疫力を活性化する働きがあることがわかっています。

長らく骨は単なるカルシウムの塊としてしか認識されておらず、身体を支えるためだけの役割しかないと思われていました。しかし今や骨は「若さを生み出す存在」として再注目されているのです。

（参考：「ＮＨＫスペシャル『人体』第３集　〝骨〟が出す！　最高の若返り物質」２０１８年１月７日放送）

骨とホルモンの相互作用は、身体の成長、エネルギー代謝、細胞の修復プロセスなど、生命活動の中心的な役割を担っています、さらに研究が進めば、「若返り」はもとより、様々な病気の治療にも貢献してくれるのではと期待しています。

●骨が持つ驚異の回復力・代謝力

実は、私はお酒を飲みすぎた挙句に、転んで足の骨を折ってしまったことがありました。

骨折から回復してしみじみ思ったのは、「骨の回復力はすごい」ということでした。考えてもみてください。たとえば皮膚や内臓など骨以外の身体の器官が傷ついた場合、回復したあとも傷跡が残ります。

しかし骨は違います。骨折しても、ギブスをして適切に固定しておくだけで、骨自身の回復力によって再び元の状態に戻るのです。しかも、折れた箇所の傷は、上手につなげてあれば残りません。

特殊な治療や投薬をしなくても、ほぼ100パーセント蘇生する。これこそが骨の持つ回復力のすごさなのです。

私たちは、骨は固体として固まった物質だとイメージしがちですが、実は違います。常に古い骨は砕け（骨吸収）、新しい骨と入れ替わる（骨形成）という「骨代謝」を行っています。この骨代謝によって、折れた骨が回復できるのです。

骨形成は骨芽細胞（骨組織の表面に存在し新しい骨をつくる細胞）によって、骨吸収は破骨細胞（骨の内側の骨梁の表面に存在し古くなった骨を吸収する細胞）によってそれぞれ担われます。骨折したときなどは回復して新しい骨をつくろうと、骨芽細胞の働きが活発になります。反対に、骨に重力がかからない状態が続くと、強い骨を維持する必要がないので、破骨細胞の働きが活性化して骨を溶かしてしまうのです。

長期間、無重力状態に置かれた宇宙飛行士の骨が弱ったり、あるいは寝たきりの高齢者の骨が細くなってしまったりするのは、破骨細胞による骨吸収の作用によるものです。

強い骨を維持するためには、重力などの刺激を与えて身体に「強い骨をつくらなければならない」とのメッセージを送り、骨芽細胞による骨形成を促さなければならないのです。

たとえ高齢になったとしても、骨に適切な刺激を与えて骨芽細胞を活性化させ続ければ、若いころと同じような強い骨を保つことは十分に可能です。

人間の背骨の数は、頸椎（首の背骨）7個、胸椎（背中の肋骨とつながった背骨）12個、腰椎（腰の背骨）5個で、合計24個です。この24個の骨がそれぞれの可動域の範囲で絶妙に連動して、身体を大きくねじるという動作が可能になるのです。

勇﨑先生も稽古中に「腰椎の3番から動かして」「胸椎の3・4・5番を意識して」

というような声掛けをたびたびします。24個の背骨の一つひとつを意識して動かすことができるからこその発言でしょう。残念ながら、私はまだその領域には達しておりませんが……。

いずれにしても、およそ２００個の骨の一つひとつの動きが精密に連動し、統合されることで、私たちは身体を自由に動かすことができます。性能のいいクルマは一級の部品を正確に組み立ててつくられているのと同様に、健康な身体には質の高い骨がおよそ２００個そろって統合されることが不可欠なのです。

●骨をどう分類するか

人体にあるおよそ２００個の骨を分類する際に、あまり知られていませんが「軸骨格」と「付属肢骨格《ふぞくしこっかく》」という２つの骨格系にわけられることがあります（図３）。

「軸骨格」とは、身体の中心に位置する、背骨（脊柱）、頭蓋骨（頭部）、肋骨、胸骨などのことです。

「付属肢骨格」とは、上肢（両腕、肩甲骨や鎖骨も含む）と下肢（両足、腰骨（坐

軸骨格《じくこっかく》
Axial Skeleton

語源
ラテン語 axis 心棒
同義語
skeleton axiale
(解剖学用語)、
skeleton of the trunk、
central skeleton、axial
region
軸性骨格、体軸性骨格

付属肢骨格《ふぞくしこっかく》
Appendicular Skeleton

発音
AP-en-DIK-yoo-lar
SKEL-uh-ton
ラテン語
appendere= 付け足す
skeleton appendiculare
(解剖学用語)、
appendiculare region、
付属性骨格

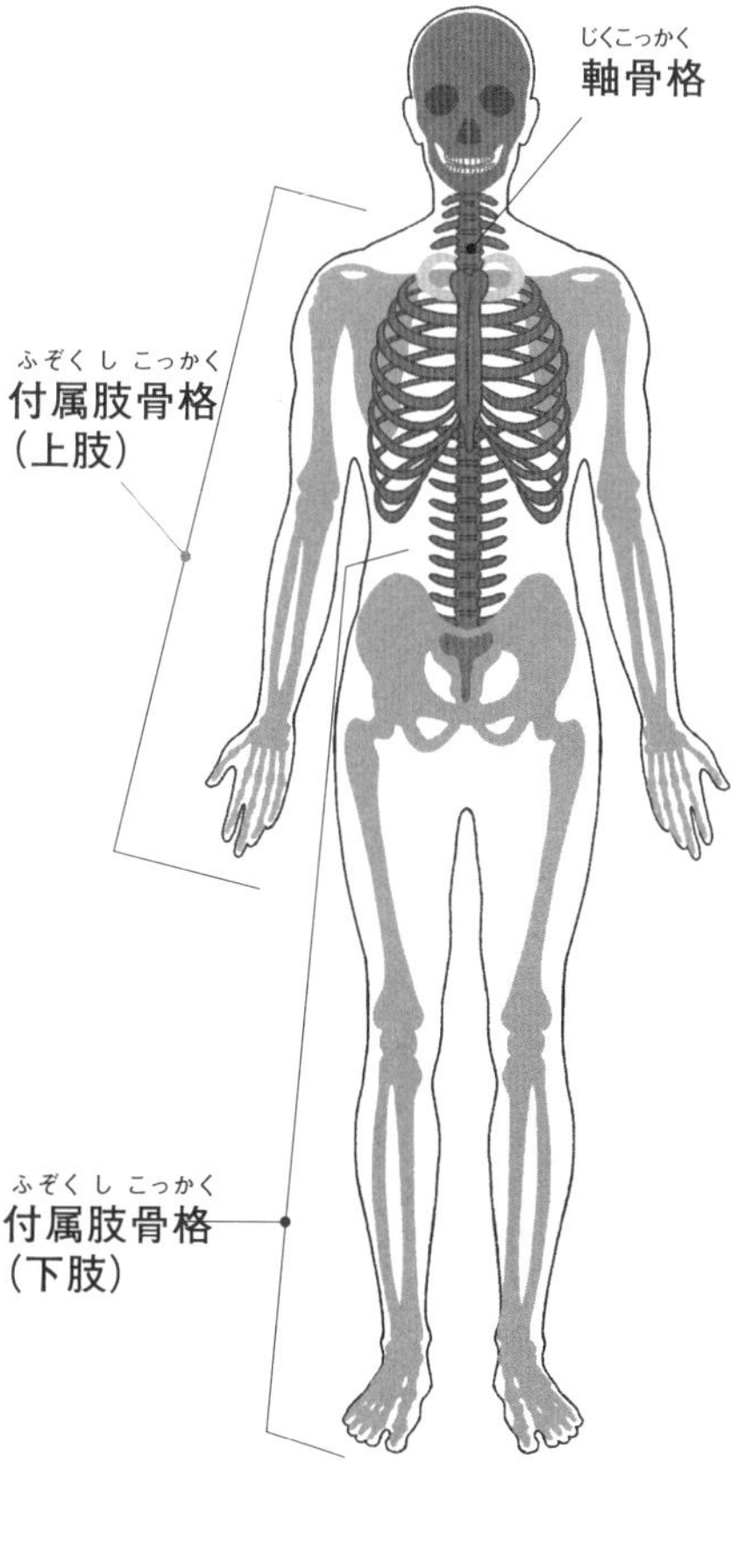

図3 『アーティストのための美術解剖学』(マール社)
52ページを参考に作図

骨・恥骨・腸骨）も含む）の骨のことです。
読んで字のごとくですが、軸骨格は身体の中心に位置しており、いわば「体幹」をなす部分の骨格とも言えます。付属肢骨格は上肢と下肢を形成して、それによって運動が行われます。

このように書くと、軸骨格のほうが大事のように思えるかもしれません。確かに軸骨格は内臓の大部分を支えていますから、生命活動にとって非常に大切です。しかし一方でダーウィンも『種の起源』のあとで書いた『人間の由来』の初めで、人間の最大の特性は手の器用さだと言っています。人間が人間になったのは直立二足歩行による文化的営為が可能になったからだとすると、手足の付属肢骨格のほうが重要なのではないかということになります。つまり、哲学的に見て、どちらも補い合いながら働いていて優劣がつけられないということです。どちらが大事という比較は意味がありません。軸骨格と付属肢骨格の双方をバランスよく調整していくことが重要です。あとで説明しますが、勇﨑先生はそのために三軸統合（手足の二軸と背骨の中心軸を統合する）というエクササイズを編み出しています。

さて、勇﨑先生は独自の「骨文法」に基づいて、全身の骨を次のように分類しています。

①背骨……腰椎、胸椎、頸椎
②背骨を支える大きな骨……腰の骨、肩・胸の骨、頭・顔の骨
③四肢の骨……A．手・腕の骨＝手の指の骨、手首の骨、前腕・上腕の骨
　　　　　　B．足・脚の骨＝足の指の骨、足首の骨、下腿・上腿の骨

解剖学では通常、「手・腕の骨」とする場合には、「手の骨（手首から先）」「前腕の骨」「上腕の骨」と分類します。「足・脚の骨」も同様に、「足の骨（足首から先）」「下腿の骨」「上腿の骨」と分類します。

勇崎先生の骨文法では、「手首の骨」「足首の骨」を独立して分類しています。これは、手首と足首の細かい骨の集合を独自の存在として意識し、その骨に働きかけることで全身の呼吸や代謝にも影響を及ぼすことができるという認識によるものです（図4）。

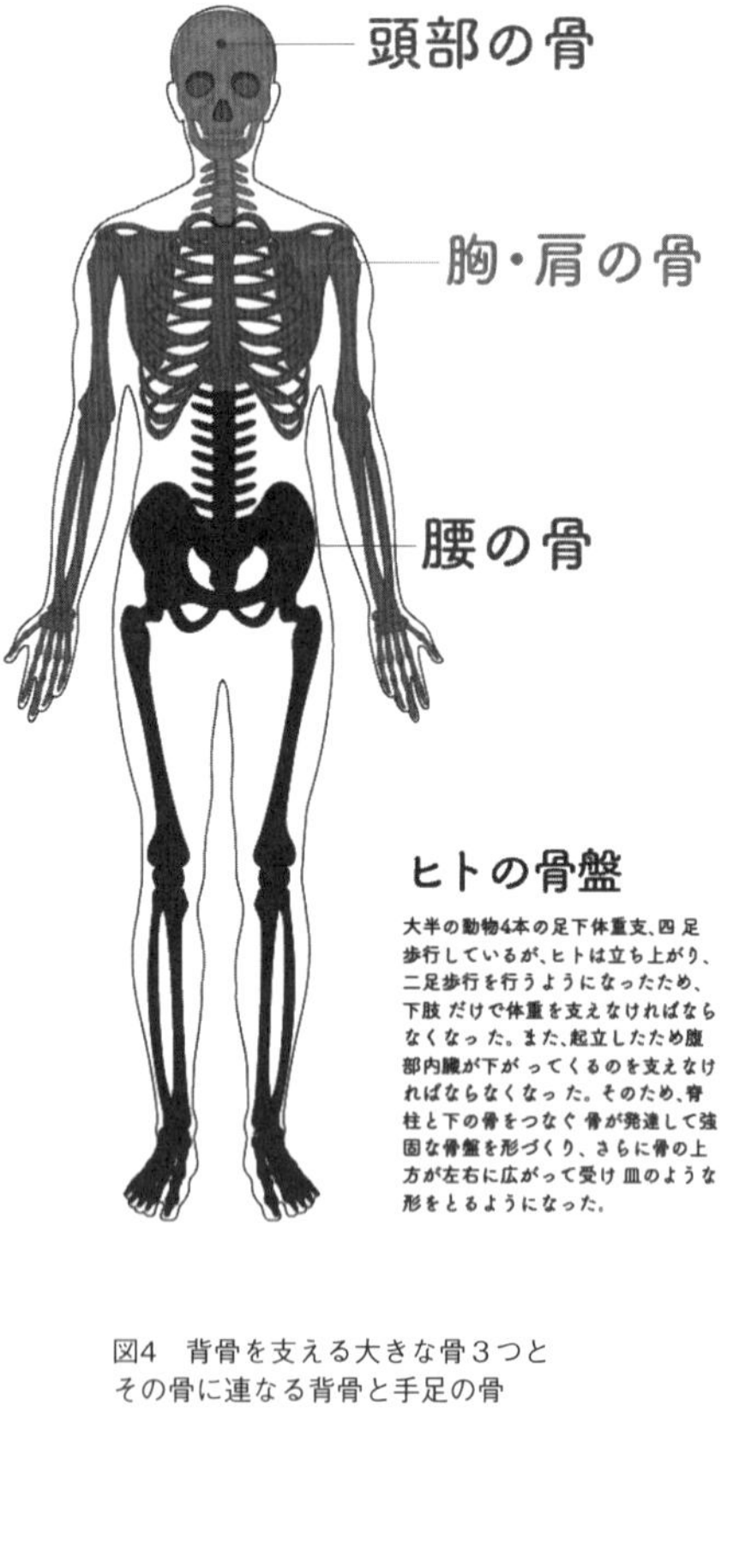

図4　背骨を支える大きな骨３つと
その骨に連なる背骨と手足の骨

●27本の骨によって人類は手が器用になった

人間は直立二足歩行によって、2本の前足が地面から離れて自由になりました。その結果、ダーウィンも注目したようにほかの動物とは比べものにならないほど人間の手は器用に進化したのです。

自由になった手で、人間は道具をつくり様々な方法で使用するようになります。狩猟の際に用いる槍や斧などの鋭利な道具を自らの手でつくり出し、その武器を投げて離れた場所にいる獲物を仕留められます。ほかの動物にはできない手の動作によって、人間は地球環境に働きかけ、その中で優位性を保ち、それが種の繁栄につながるようになったのです。

それから現代に至るまで、人間は手を使ってあらゆる道具を作成し、その道具を巧みに操作して技術や文明を発展させてきました。今も私たちはパソコンやスマホを手の指を使って器用に操り、仕事や生活に役立てています。

人間の手がこれほど器用に動くようになったのも、骨が大きな役割を果たしています。

全身におよそ200個ある骨の中で、左右の手にはそれぞれ27個、両手合わせて54

個もの骨があります。全身のうちなんと4分の1を、手の骨だけで占めているのです。手首から先の部分には、人差し指から小指まではそれぞれ4個、親指は3個の骨から成立しているので、合計19個の骨があります。さらに手首には2列8つの手根骨がありますので、合わせると手の骨は片手で27個、両手で54個となるのです。

また、足の骨（足首から下）は片足で26個、両足で52個、つまり手足を合わせると106個となり、全身の骨の半分を越えるのです。

手の骨格構造を簡単に記すと次のようになります。

・手根骨：手首には8個の手根骨があり、2列に並んでいます。手根骨は、手首の柔軟性と安定性を保ち、様々な方向への動きを可能にします。

・中手骨：手のひら部分を形成する5本の中手骨は、指への力の伝達を助け、握力の中心をなしています。

・指骨：各指は親指以外は3個の骨から成立しています。細かく説明すれば指の基から基節骨・中節骨・末節骨と言います。指骨によって指の曲げ伸ばしや細かい動作が可能になります（図5）。

人間の手はこれら27個もの骨が組み合わさることで、特に母指対向性という母指とほかの指で物がつかめる器用さを持ち、ほかの動物とは比べものにならないほど精密で複雑な動きができるようになったのです（図6）。

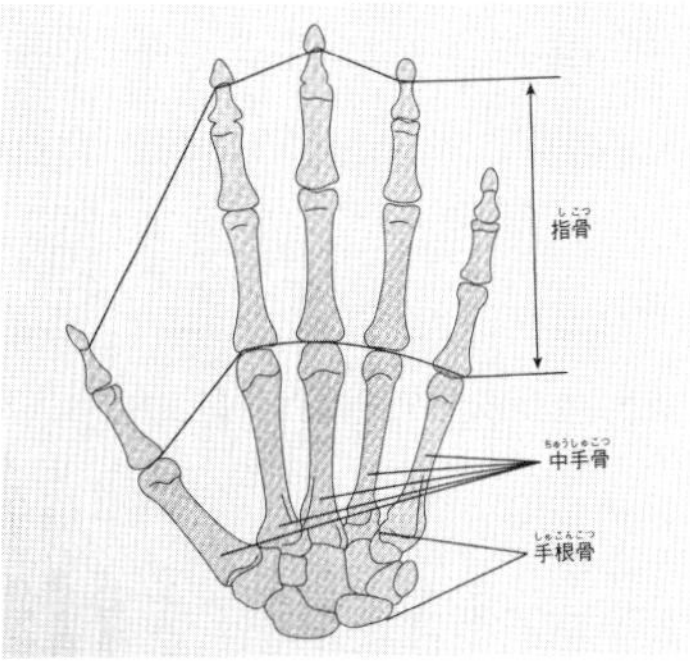

図5　『50歳からは「筋トレ」してはいけない』P136

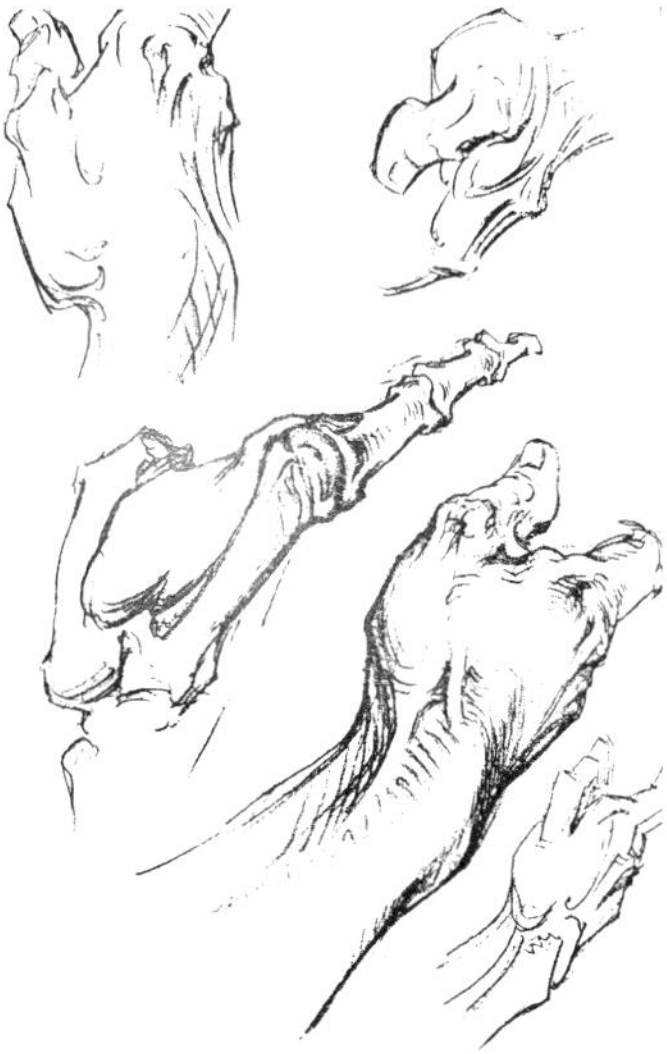

図6　『人体デッサンの基礎』　P249

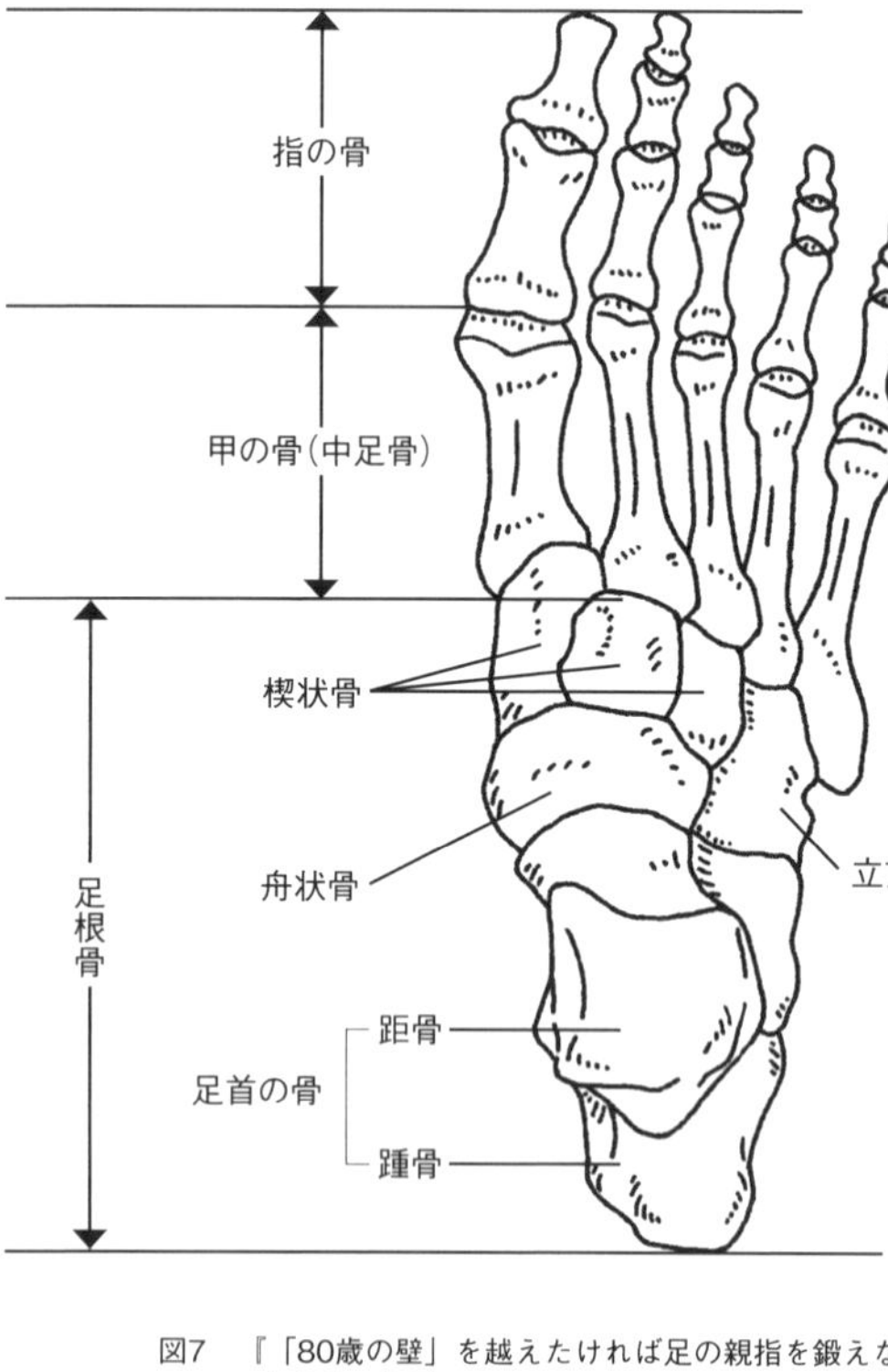

図7　『「80歳の壁」を越えたければ足の親指を鍛えなさい』
P45　を参考に作図

●足の骨

足の骨については、勇崎先生が『「80歳の壁」を越えたければ足の親指を鍛えなさい』という足の骨の本を書かれています。ごく簡単に説明すると、26個ある足の骨の中で歩行に最も大切な骨「指の骨」と、いわゆる土踏まずの「甲の骨（中足骨）」、そして「足根骨《そっこんこつ》（3つの楔状骨《けつじょうこつ》、舟状骨、立方骨）、足首の骨（距骨と踵骨《しゅうこつ》）」が、足の骨の三大構成要素です（図7）。この三大構成要素の足の骨を、テコの原理で動かして人間は歩き、ときに走っているのだと先生は言います（図8）。要するに、手にも足にも合わせて100を越える骨があり、人間の活動や生活を支えているということです。

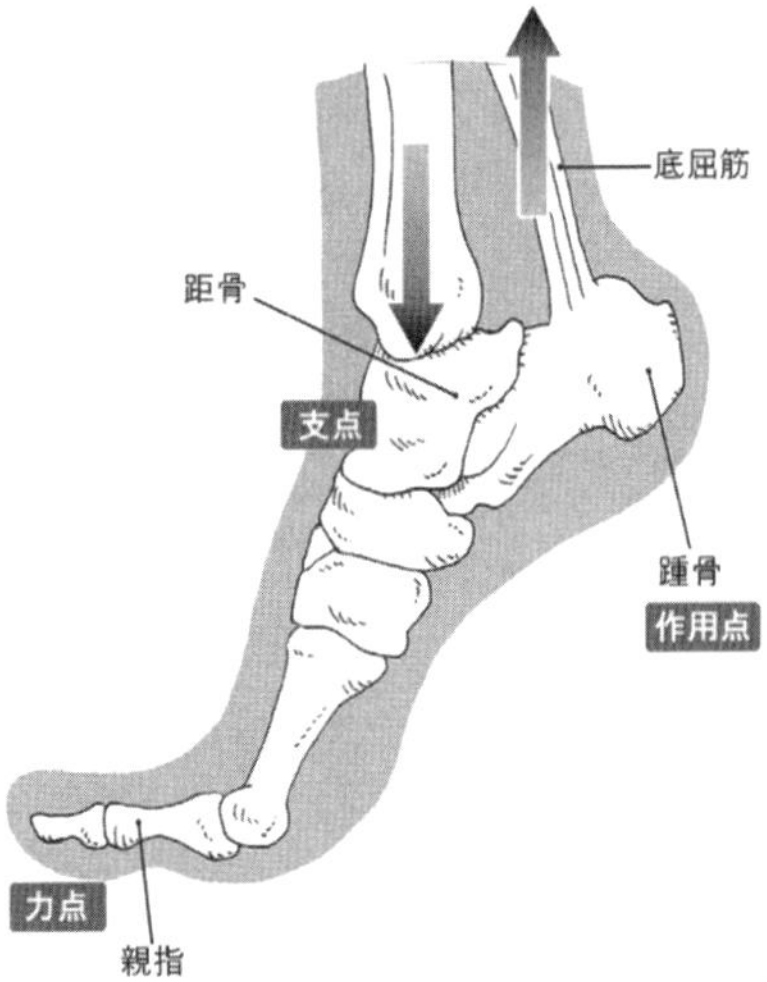

図8　『「80歳の壁」を越えたければ足の親指を鍛えなさい』P46

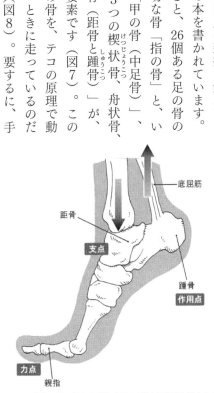

●「ムーンウォーク」と「ゾンビ・ダンス」

〝キング・オブ・ポップ〟ことマイケル・ジャクソンは、シンガーソングライターとして、またダンサーとして、世界のミュージックシーンに多大な影響を与えました。マイケルの代名詞となっている「ムーンウォーク」は、足を交互に滑らせるようにして、あたかも前に歩いているように見せながら実際には後ろに向かって滑っていくというダンスの技法です。

また、マイケルは大ヒットしたミュージックビデオ『スリラー』（1983年）の中で、「ゾンビ・ダンス」を披露しました。

劇中、マイケルと恋人がゾンビに取り囲まれたかと思うと、いつしかマイケルもゾンビになってしまいます。そしてマイケルとゾンビの群れが音楽に合わせてゾンビ・ダンスを踊り始めるのです。

ムーンウォークやゾンビ・ダンスなど、マイケルのダンスを見ていていつも感じるのは、筋肉の力ではなく「骨の動き」で踊っているということです。

ご存じのとおりマイケルは非常に細身で、筋肉ムキムキの体形ではありません。そしてムーンウォークにせよゾンビ・ダンスにせよ、いわゆる骨と関節を連動させたブレーキングの動きが中心です。

ゾンビは死体のまま蘇った存在ですから、大部分の筋肉は腐り落ちてしまっています。その状態を表現するために、筋肉の力を使わないで「骨の動き」でダンスをしたのです。

湧氣塾でも、ムーンウォークやゾンビ・ダンスに似た動きの稽古をすることがあります。筋肉の力を抜くように意識して、身体の重心移動だけで「パタン、パタン」と完全に足首を緩めた動きで前に踏み出していくイメージです。この身体感覚を覚えることで、「骨の動き」ができるようになっていきます。

ガチガチの筋肉がついている人は、力が抜けないために、「パタン、パタン」という動きもうまくできません。

また、マイケルと同様に、バレエダンサーも筋肉ムキムキの体形の人は見られません。

バレエは背骨を垂直に伸ばして、軽快なステップとジャンプで魅せる踊りです。バレエの特徴はトゥシューズを履いて爪先立ちをする所作にあります。

マイケルも同様に、踊りの最中に膝を曲げて踵を浮かし、まるでトゥシューズを履いているかのように爪先立ちをします。まるで重力から解放されて上半身が半ば空中に浮いているかのように見えるのです。

勇崎先生は、バレエダンサーやマイケルの踊りは「足の親指の骨」によって支えられていると述べています。多くの人が見て美しいと感じる動作は、筋肉の力ではなく「骨の動き」によって支えられていることを実感する例として紹介しました。

●「氣」とは何か

これまで何度か「氣」という言葉を用いてきましたが、改めて「氣」について私の考えを説明しておきましょう。

「氣」という概念は、文化や歴史、哲学によって異なる意味合いを持っていますが、一般には生命力やエネルギーを指す言葉として使われます。

「氣」は、もともとは中国の中医学からきた言葉でした。ですが中国だけでなく、ギリシャ語の「プシケー（psyche)」、「プネウマ（pneuma)」、インドのサンスクリット語「プラーナ（prana)」、英語の「オーラ（aura)」、など、世界各地に「氣」を意味する言葉は存在しています。

語源としては、どれも生命に直結する「息」「呼吸」に関連する言葉です。

ちなみにギリシャ語の「プシケー（psyche）」を英語読みすると「サイケ」になりますが、「サイコロジー（psychology）」は「心理学」のことですから、「氣」「呼吸」が「心」「精神」につながっているのは、東洋も西洋も共通と言えます。


科学的な観点から「氣」を定義づけることは難しく、西洋科学では「氣」に直接相当する概念は存在していません。科学では、観察や測定が可能で再現性のある現象に焦点を当てざるを得ません。「氣」といってもそれが熱や光、電気といった測定できるエネルギーに換算されて証明されない限り、無視されてしまいます。

一方で東洋では「氣」が、人間の身体や自然界に存在する「生命エネルギー」を指すことが多いようです。東洋医学や気功、ヨガなどの分野では伝統的に「氣」を意識した実践がなされてきました。

「氣」とは「生命エネルギー」ですが、呼吸はこの「氣」を体内に取り入れ、循環させるための最も重要な働きをしています。呼吸によって「氣」が体内をめぐるので「氣」と呼吸は密接不可分な関係性にあります。

科学的観点から「氣」を証明するのは難しいのですが、深い呼吸にストレス軽減、心拍数の低下、血圧の安定など、健康上の効果があることは医学的にも認められています。やや強引ながら、間接的にではありますが、徐々に「氣」の効果が科学的にも認められ始めていると言えるかもしれません。

●「氣骨」という言葉の深い意味

日本人は昔から、骨に対して特別な意味合いを見出してきました。その1つの表れが、今も使われている日本語の中に、「骨」を使った言葉が数多く存在することです。

ざっと思いつくものを列挙してみましょう。

意志が強く、信念を曲げない男性のことを「硬骨漢」、物事の全体を支える構造や仕組みのことを「骨格」「骨組み」、物事を形づくる主要な部分や要点のことを「骨子」、自分を強く支え貫くようなものを持たないことを「骨無し」「骨抜き」などと呼んだりします。

ほかにもたくさんありますが、物事の一番大事な部分を表す言葉に「骨」が用いられていることがご理解いただけると思います。

その中でも注目したいのは、この言葉です。

【気骨（氣骨）】

自分が正しいと信じていることは、どんな障害にも屈服しないで、貫き通そうとする強い心。気概。（『日本国語大辞典』より）

※深い意味を持つ言葉なので、本書ではあえて旧字の「氣骨」と記します。

まさに「氣」と「骨」が結合してできた「氣骨」という言葉が、「強い心」や「気概」を意味しているというのは示唆的です。

「氣」とは「呼吸」であり「生命エネルギー」であるとすでに述べました。「氣（＝呼吸＝生命エネルギー）」が骨に行きわたることによって、人間は「強い心」を湧き出すことができるのです。

このように考えるのは日本人だけではありません。英語にも同様の表現が見られます。

英語の「backbone」は「背骨、脊柱」ですが、ほかにも「気骨、根性、意地」といった意味もあるのです。

「a man of backbone」という熟語は「気骨のある人」のことですし、「have no backbone」といえば「気骨がない」という意味になります。

骨にまつわるこうした言葉の数々、特に「氣骨」という言葉に触れるたびに、「氣

（呼吸）」と「骨」とは密接な関係にあることをしみじみと感じます。

そして、「氣（呼吸）」と「骨」を有機的に結びつけて、自身の内に「強い心」を呼び覚ましていくのが、私が提唱する「骨瞑想」の目指すところでもあるのです。

●「かめはめ波」は手の骨から出る「氣」

私が「氣」の存在を最初に意識したきっかけについて触れておきましょう。

それは、私たちの世代では知らない人がいないであろう大人気マンガ『ドラゴンボール』（集英社）でした。その作者である鳥山明さんは2024年3月1日に突然亡くなられて、世界中が悲しみにくれました。しかし、海外で『ドラゴンボール』の氣の力に多くの人が魅了されていることを知り、嬉しくもありました。

『ドラゴンボール』の主人公・孫悟空が、物語の初期から使っている必殺技に、「かめはめ波」があります。両手を前方に突き出して、凝縮した「氣（気功波）」のエネルギーを手のひらから放出し、相手にダメージを与える技です。

「か、め、は、め……」という掛け声とともに、腰を落として踏ん張り、両手をそろえて身体の後方へグッと引き、「氣」を溜めます。そして最後の「波《は》！」の発声で、両腕を伸ばし、両手のひらを鳥の嘴のように上下に開いて、気功波を前方に勢いよく射出するのです。

子どものころは、「かめはめ波」の真似をしてポーズをとって遊んだりしたものでした。

あくまでも私の独断と偏見ですが、骨哲学の観点から「かめはめ波」を見てみると、あの技は「手の骨から氣を放出している」のだと思います。

気功波を前方に射出する際、両腕はピーンと伸びています。

肘と手首との間には、親指側に橈骨、小指側に尺骨という2本の真っすぐな骨があります。体内に溜め込んだ氣は、橈骨と尺骨というルートを通って手首の手根骨で凝縮され、手のひらと指に達し、そこでほとばしるように外へと放出されるのです。

西野流呼吸法で行っていた「対気」の稽古においても、相手に「氣」を放出するのは手のひらからでした。私自身も浪人時代に西野流で学んで「氣」というものを初めて体験しましたが、『ドラゴンボール』を読んでいたおかげか、すんなりと受け入れられました（笑）。

骨というルートを「氣」が通っていくイメージは、「かめはめ波」を思い浮かべてもらうとわかりやすいかもしれません。

●氣が「偏差」してはいけない

湧氣塾の稽古では「氣」を正面から取り上げることはあまりありません。中途半端に氣を扱うと、「氣の偏差」によって、かえって心身に悪影響を及ぼす可能性があるからです。

実は、ある程度の訓練を重ねていけば、全身の氣が安定します。西野流呼吸法の塾でも、「対気」の稽古では多くの生徒さんがある程度氣を高めるようになっていました。

しかし、対気で氣を受けた人が、そのあとに調子を悪くしてしまうケースが少なからずあるのです。「はじめに」で私のうつ病体験でも触れましたが、多くの人は体内に氣があってもそれをうまく循環させることができず、頭に氣が偏差してしまうのです。西野流呼吸法と勇﨑メソッドの違いは、西野流呼吸法は無条件に氣のパワーが増すことをよしとしています。しかし骨呼吸の勇﨑メソッドではあくまでも氣の質を高めることを目標にし、そのために、何よりも氣のメインルートである骨・骨格のバランスを整えてゆがみを取り、全体に無理なくスムーズに廻るようにすることが大切だと言います。いわゆる「頭に血がのぼった状態」になったまま過ごしていると、風邪のときのようにボーっとして微熱が続いたり、私のようにうつ病を発症したりと、心身のバランスを崩してしまいます。

私が見ていた限りですが、男性よりも女性のほうが氣に親和性があるようです。そのため氣を出すことも比較的早く習得できる半面、氣が偏差したときの影響も大きい。ときには大声をあげてバターンと倒れて、2〜3分して正気を取り戻すなんていう光景も目にしたことがありました。

氣を出すことだけでは不十分で、なおかつ氣の偏差によって心身に不調が生じるなど、身体には逆効果の場合があります。骨という「氣のルート」を使って体内にまんべんなく氣を循環させることが肝要です。つまり、氣の量ではなく質が大事なのです。

そうした経緯から、湧氣塾では「氣」を正面から扱うよりは、「氣のルート」である骨・骨格を整えることによって、結果的に質のよい「氣」を高めるというアプローチをとっているのです。

●骨と呼吸と「氣」の関係

「氣」を全身に循環させるためには骨と呼吸が有機的に結びつき、背骨に自然に「氣」

が流れ込むような深い呼吸が必要になります。

その1つの手法として、本書の後半で「骨瞑想」を提唱させていただきました。

骨と呼吸と「氣」の関係という観点からも、筋肉をつけすぎるのは好ましいことではありません。

筋トレによって人工的に鍛えた筋肉は硬くなりやすい余分な筋肉です。ただでさえ、人間の筋肉は加齢とともに硬くなるところに、さらに筋肉を加え身体を重くし、動きにくくしてしまうのです。

筋肉が硬くなると、関節の可動域が狭くなり、骨もスムーズに動きにくくなります。骨に連動する動きも、ぎこちなくなってしまいます。

腕・肩・胸・背中などの上半身に筋肉をつけすぎた場合、身体の重心が上がり、常に上気したようになり、肋骨の自然な収縮・拡張が妨げられ、肺呼吸が制限されてしまいます。いわゆる「呼吸が浅い」状態になるということです。

呼吸が浅くなれば、全身に十分な酸素が行きわたりません。それは「氣」がスムーズに全身を循環する妨げにもなるのです。

第3章

骨は「氣のルート」である

（身体哲学者・勇﨑賀雄氏インタビュー）

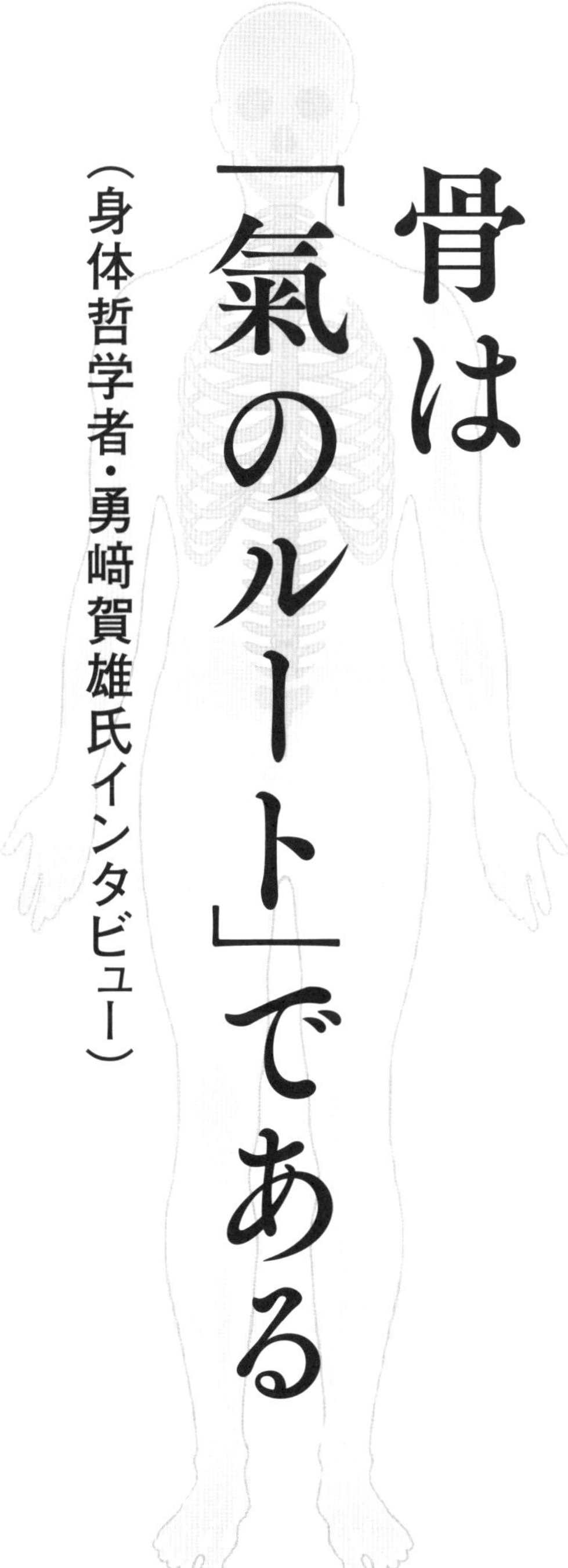

第3章では、私の師匠である身体哲学者の勇﨑賀雄先生に、「骨と氣」の関係についてお話を伺います。

序章でも触れたとおり、私と勇﨑先生の出会いは、西野塾で呼吸法を学んでいたときのことでした。西野塾で指導部長・教務部長をしていた勇﨑先生が、独立してご自身の塾を立ち上げられたと聞き、私はあとを追うようにして勇﨑先生の「湧氣塾」に入門したのです。

本書で私が述べている骨に関する考察も、そのほとんどは勇﨑先生に教わった内容がもとになっています。中でも「骨と氣」の関係については、勇﨑先生に直接お聞きするのが一番よいと考え、インタビューをお願いしました。

●西洋と東洋の医学、医術の違い

ヤマガタ　先生、まず医療、医術と呼吸の歴史について概要を教えてください。

勇﨑　21世紀の現在、医学的にも科学的にも、人間の呼吸についてはまだ十分理解できていないのです。いや、呼吸の話をする前に医学全般の歴史について簡単に触れておきましょう。

今から2500年ほど前、ギリシャにヒポクラテスという哲学者がいました。この人が西洋における医学の祖と呼ばれています。

ヤマガタ　ソクラテスやプラトンと同じ時代ですね。

勇﨑　ほぼ同じ時代です。医者も出発点はみな哲学者だった、あらゆる真理を探求しようとしたアリストテレスのような博物学者だったのです。

ヤマガタ　ソクラテス、プラトン、アリストテレスなどの哲学が医学の基盤だったということですね。

勇﨑　正確に言えば、ソクラテス以前のイオニア哲学が源流なのですが、まあ、哲学が医学の基礎だったというのは正しいでしょう。だから、ヒポクラテスも「医学は哲学でなければならない」と言ったのです。それに、医学いわゆる西洋医学が、すなわち近代医学で医学の王道だと思っている人が多いですが、近代医学のベースである近代科学の方法論で、人間の身体を解明しようとしてもうまくいかないことが多いのです。

ヤマガタ　先生の言う西洋科学の要素還元主義の限界というやつですね。

勇﨑　そのことはまたあとで詳しく話すとして、2500年ほど前の医学の祖という話を少し続けましょう。ヤマガタ君は、中国の医学の祖とされる扁鵲《へんじゃく》という人のことは知っていますか？

ヤマガタ　はい、名前だけは聞いたことがあります。先生に勧められて読んだ『韓《かん》非子《ぴし》』（中国戦国時代の法家、韓非《かんぴ》が記した思想書）にも出てきたような気がします。

勇﨑　名前を知っているだけでも、たいしたもんです。じゃあ、扁鵲が言ったとされていることは何か知っていますか。

ヤマガタ　いえ、ほとんど憶えていません。確か「良薬は口に苦し」に近いことが書いてあったような……。

勇﨑　ヤマガタ君も知っている鹿児島の冠嶽山《かんむりだけ》鎮國寺の村井宏彰和尚と10年ほど前に扁鵲の話をしたのを思い出しましたよ。扁鵲の話ができる人は少ないですから。

ヤマガタ　村井和尚は身体についても造詣《ぞうけい》が深く、確か先生の創作した湧氣球を一目見ただけで「それは大変な発明ですね」と言った、一を見て十を知るような方ですよね。ともかく先生と同じで博覧強記の方だと記憶していました。

勇﨑　なんでも知っているだけではなく、真言密教の極意を会得している現代では数少ない法力《ほうりき》の持ち主、高僧、達人ですよ。

ヤマガタ　そこも先生と一緒ですね。

勇﨑　ともかく、現在、高野山奥の院（真言宗一番の修行道場）の最高指導者である維那《いな》は村井和尚の一番弟子の仁賀大善さんですから、それは大変な人です。

ヤマガタ　私も2019年に先生と一緒に高野山に行ったとき、大善さんにお会いしていますよね。あのときは奥の院でも、金剛峯寺でも一般の人は入れないところまで案内していただき大変感激しました。

勇崎　扁鵲の話に戻りますが、私は骨と呼吸を強調していますが、呼吸についてはあとで詳しく話すとして、古代の医学で治療法として、骨について言及している人はほとんどいないのですが、扁鵲が骨についてちょっと驚くようなことを言っているのです。

ヤマガタ　どんなことを言っているのですか。

勇崎　1つ目は「病気が肌の隙間にあれば、薬湯《やくとう》の湿布《しっぷ》を貼《は》る治療で間に合います。皮膚にしのびこんでおれば、石の針で治せます。胃腸にあれば、薬酒で治療します。ところが、骨髄《こつずい》にはいってしまえば、もう司命《しめい》（人間の命を司る神）の思うままです。どうしようもできません」（加地伸行著『韓非子　悪とは何か』P33より引用）という病気に対する見立てですが、扁鶴は一目見てこの病気の段階を見抜いたといいます。

ヤマガタ　なるほど、すごい名医ですね。

勇崎　もっと興味深いのは、扁鶴は、病人を治すのに小刀《こがたな》で骨を刺すのですが、重病人でも、その治療の痛みに耐えられるなら回復できると言っているのです。身体が悪くなっている人を医者が助けるのは、その人の持っている治癒力をどう引き出すかということですが、そのとき、扁鵲は骨に小刀を刺して、その痛みに耐えられなければ、病気は治らないというのです。

ヤマガタ　身体の根源的な力は骨にあると知っていたのですか？

勇﨑　そのとおり。たいした医者だと思います。扁鵲は春秋・戦国時代の伝説の名医だと言われています。

ヤマガタ　春秋・戦国時代っていつごろですか。

勇﨑　紀元前700年から200年ごろで、扁鵲が生きたとされるのが紀元前400年前後、ほとんどヒポクラテスと同じ時代です。中国には後漢末の人で華佗《かだ》という名医もいます。ヤマガタ君は華佗を知っていますか。

ヤマガタ　華佗という名前は初めて聞きます。

勇﨑　そうですか。西洋ではヒポクラテスがいて、数百年後にローマにガレノスという名医が出て、その影響は1000年以上、解剖学の祖と言われたヴェサリウス（16世紀）や心臓の循環の原理を解明したウイリアム・ハーヴェー（17世紀）が出るまで続きました。ある意味、華佗は扁鵲より有名なんですよ。西洋と同じように中国でも、扁鵲のあと、数百年後に華佗が出たのですが、その影響力は絶大でした。

ヤマガタ　華佗はどんな治療をしたのですか。

勇﨑　華佗は薬学に精通していて鍼灸の名人でもありました。さらに、中国医学、中国医療で知らなくてはならないのは、中国最古の医学書『黄帝内経』ですが、ヤマガタ君も当然知っていますね。

ヤマガタ　はい、名前だけは。先生に教わる前は『コウテイナイケイ』と読んでいましたが、『コウテイダイケイ』と読むんですよね。

勇﨑　そのとおり。前漢（紀元前２０６〜）から後漢（〜紀元後２２０年）にかけて複数の医者によって書かれたもので、膨大な紙面に渡りますが、全部は残っていません。後世の研究者が編集して『素問』と『霊枢』がそれぞれ81篇ずつあります。誰でも知っている「病は気から」という言葉はこの『黄帝内経』からきています。

ヤマガタ　その「気」とは「気持ち」ではなく、エネルギーとしての「氣」ですよね。

勇﨑　正確には両方です。気持ちや心の持ち方で病んでしまうという意味の裏に、氣（生命エネルギー）が身体と心をつないでいる洞察が含まれているのが正しい。黄帝という中国古代の伝説上の皇帝は国を治めることに優れていただけではなく、人民に漢方の使い方や医術を教えていたとも言われています。

ヤマガタ　ユンケル黄帝液の黄帝ですね（笑）。

●5000年前に確立されていたインド医療アーユルヴェーダ

勇崎　ヤマガタ君はインドの医学の祖は誰だか知っていますか。

ヤマガタ　いや知りません。

勇崎　ジャーヴァカ、またはシャーヴァカ（耆婆《ぎば》）という紀元前6世紀のマガダ国の医者でシャカの侍医だったとも言われています。

ヤマガタ　インドにもそんな名医がいたのですか。

勇崎　インドの医療の歴史はとても古いのですよ。ヤマガタ君の世代でもほとんど知識は西洋一辺倒ですね。人類史、世界史から見て、それはかなり偏っていますよ。インド医学、医療でアーユルヴェーダって聞いたことがあるでしょう。アーユルヴェーダっていつごろからあると思いますか。

ヤマガタ　3000年くらい前ですか。

勇崎　もっと古い5000年前には、治療法、健康法として確立されていたとされています。ヤマガタ君、ホメオスタシスって知っているでしょう。

ヤマガタ　はい。ハーヴァード大学の生理学者ウォルター・B・キャノンが1930年代につくった身体の代謝全般を表す画期的な概念ですよね。

勇崎　そのとおり。よく知っていますね。しかし、5000年前にアーユルヴェーダが教えていることは、まさにホメオスタシスそのものなんです。

ヤマガタ　そうなんですか。アーユルヴェーダってわかりやすく言うとどういう考え方の医学・医療なんですか。

勇崎　ごく簡単に言うと、アーユルヴェーダは身体を3つのドーシャ（体質）、ヴァータ（風）、ピッタ（火）、カパ（水）にわけて、それぞれの体質に合った食事や生活習慣を選択するという予防医学です。長い歴史の中であみ出したそれなりに合理的な考え方を使って身体についてよく考察しています。西洋の医学とは発想が違いますが、異なるパラダイムであってもそこに真理が含まれていれば、それなりに有効だと思います。

ヤマガタ　なかなか興味深いですね。私は何となく前近代的だとバカにしていました。

勇崎　近代人の偏見（バイアス）ですね。アーユルヴェーダでもう1つ加えるとすれば、人間の大元のエネルギーをアグニという消化エネルギーと捉えます。またアーマと呼ばれる有毒な残渣物がそのエネルギーを妨害すると考えます。中国医療でいう邪氣ですね。

ヤマガタ　中国漢方で、実証、虚証、中庸とわけるのに似ていますね。

勇﨑　そうですね。ともかく身体を理解する原理は1つではないということです。

●身体には論理的な西洋医学では説明できない神秘さがある

ヤマガタ　そうしたアジアの医学・医療を考えてみると確かに自分を含めて、今の人たちはほとんど西洋かぶれで、東洋の真価を忘れていますね。

勇﨑　私は哲学が専門ですが、若いときは、哲学は西洋の学問なので、圧倒的にソクラテスやプラトンは、老子や孔子より偉いと思っていました。紀元前6世紀、今から2500年ほど前の、ほとんど同じころ、ギリシャで多くの哲学者たちが輩出し、インドにはシャカがいて、中国には諸氏百家がいた。学生のころは、シャカは別格としても、ギリシャの哲学者と中国の諸子百家を比べると、どうしても西洋のほうが優秀な気がしていた。しかし、50歳を過ぎたころ、冷静に考えてみると、どうしてどうして、ギリシャの哲学より、むしろ中国の諸子百家のほうが優れていたところがあったのではないか、特に人間理解においては洞察が深いような気がしてきたのです。

ヤマガタ　私たちの世代は中国やインドの哲学や思想をよく知らないので、なんとなく西洋かぶれになっていたのかもしれません。

勇﨑　最近アメリカで話題になっている『思考の穴』（アン・ウーキョン／2023年／ダイヤモンド社）という認知科学の本があります。イエール大学の韓国人の女性の人気教授が書いたということもあり、学生にも大人気なのですが、医療に関することでちょっと気になるところがあったので指摘しておきます。

ヤマガタ　ああ『思考の穴』ですね。ぼくも読みました。

勇﨑　「瀉血《しゃけつ》」（血液を一定量抜く治療法）という古い治療法が、西洋で2000年間行われ続けたことを、人間の無知による偏見の（この本でいうバイアス・認識の偏り）の例として取り上げているからです。まずこの「瀉血」の出てくる見出しが「なぜ賢明な人たちが「瀉血」をしていたのか？」というのです。

ヤマガタ　「瀉血」が無知な人たちの行った古代の迷信的な治療法という決めつけが、まさに現代人のバイアスが前提となっている話ですよね。

勇﨑　「悪い血」を抜けば病気は治ると信じることは決して無知や迷信ではありません。西洋の近代医学でも「敗血症」というのは、ウィルスが血液を通じて全身に広がってしまう病状ですよね。「生命に不可欠なものを体内から抜くことが有益だと信じていたのはなぜか」というこの有名大学の教授の考え方が明らかに身体についての歴史に無知な人の単純すぎる考えに思えます。

ヤマガタ　あれはぼくもかなり違和感がありました。

勇崎　この本の著者は、「瀉血」を、西洋で2000年続いてきた現代の医学の常識からいえば考えられない前近代的な治療法として、つまり古い時代のなすバイアスの典型として挙げているのですが、そもそも「瀉血」は西洋ではなく、インドで数千年前からある、つまりアーユルヴェーダの治療法なのです。ヒルに悪い血を吸わせるというのが典型で、今も行われています。まず、この前提が認知科学でいうバイアス以前の無知なのです。マルクスではありませんが、「無知が栄えた試しはありません」。そして、そうした高度な医術に支えられた治療を未熟な治療師や医者が行えば、当然死亡事故も起きます。しかし命に関わる危険な治療法も熟達した名医が行えば逆に命を救うということが少なからずあったのです。そうした微妙で、一見神秘的な質の高い治療法への理解が欠けていると、それを古い時代のバイアスだと思うしかないのでしょう。実は浅い知恵が、本来、理論的、合理的な認知科学の目指す「知」と混同されているところに現代の認知科学の目指す、知の探究の危機を感じました。

ヤマガタ　確かに私も、バイアスという概念が個人、いや人間の無意識の差別に警鐘を鳴らすのはいいとして、いくつか疑問を感じるところがありました。

勇崎　ここで「瀉血」について取り上げるのは、医学、医療、つまり、身体の構造や機能は、近代医学の科学的、合理的、明示的方法論では解明できない、ある種の自然の持つ不可解さ、複雑さ、神秘さがあるということを言っておきたいと思ったのです。

ヤマガタ　呼吸を考える上で、そういう前提が大切だということですね。よくわかりました。

勇﨑　体質をいくつかのタイプにわけるというのは、野口整体を起こした天才的な野口晴哉さんも「体癖」と言って、実践しています。それもそれなりに有効でしょう。

ヤマガタ　西洋でもユングの有名な「タイプ論」がありますよね。

勇﨑　あれはもちろん心理学ですから心をメインにした性格の区別ですが、あれは西洋の発想ではなく、ユングが東洋から学んで心理学に活用したのです。

ヤマガタ　そういえば、ユングはマンダラも重視していますが、あれは完全に東洋のパクリですね（笑）。

勇﨑　パクリといえばパクリですが、言語と非言語の中間に象徴的言語をつけ加えたユングはたいしたものですよ。

ヤマガタ　象徴、シンボル言語ですね。

勇﨑　これも、いわゆる西洋の論理的な言語を乗り越える優れた知恵です。ユングは身体性が優れていたということです。

●呼吸を知る前に理解しておきたい身体的な知

ヤマガタ　ではいよいよ、呼吸についての話を聞かせてください。

勇崎　なぜ今、流行りの認知科学が求める知の話をするかということを、もう一度確認しておきます。はっきり言って、哲学が専門の私から見て、認知科学（Cognitive Science）の知は、プレゼンやディベート向きの「浅い知恵」だと感じざるを得ません。つまり身体のような深い領域を探求するには原理的に限界がある、無理があるということを、まず指摘しておきたかったのです。

ヤマガタ　原理的に無理があるというのは、かなり厳しい言い方ですね。

勇崎　西洋の知、哲学、科学、そして認知科学は基本的に言語的な知の世界です。ところが、身体の動きや働きは本来、言語とは別のあくまで体験的、少し難しく言えば非言語的、存在論的な身体的な知（身体知）の世界に属しています。

ヤマガタ　先生の身体哲学の基本に、頭脳知（言語知）と身体知の区別がありますが、それですね。

勇崎　そうです。私は職人文化に代表される日本の伝統文化は非言語的な身体文化だと言ってきましたが、日本に限らず東洋の文化に広げて、インドや中国の文化もインドの数学や中国医療の幾何学的な経絡を含めても、それらのベースにはあくまで経験的で非言語的な身体性があると思っています。

ヤマガタ　中国拳法の太極拳には動物の動きを参考にした象形拳（猿拳、鷹爪拳、蟷螂拳、鴨拳、鶴拳など）というのがありますね。これも、抽象的な言語理解とはほど遠い、現実的、具体的な動物を観察して創られたといいますね。

勇崎　そのとおりです。動物を含めた自然をどう身体で感じ取るかということがベースになっているのだと思います。では、認知科学の細分化された言語知ではない知とは何かと一言で表現すれば、全体的、総合的、ある意味では有機的な、「身体的な直観知」だと言いたいと思います。「全体的」と言ったのは、認知科学が要素還元的に細部の検証から始めるデジタル的な部分総合知に対して、アナログ的な、あるいは「ホリスティックな直観知」だと言ってもいいでしょう。「ちょっかん」という言葉も最近よく使われる直感（sensitivity）というより直観（intuition）です。

ヤマガタ　なるほど、先生の言うことはよくわかります。直観知とは、先生がよく話す、「非言語的な知」を差すのですね。西田幾多郎やベルクソンの「純粋直観」ですね。

勇崎　そのとおりです。ヤマガタ君の好きなベルクソンにも出てきましたね。行法（仏教修行）の世界では、「直観」ともう1つの「直覚」という言葉も使いますよ。先ほど話に出てきた、親しい友人であり、畏敬する行法の先達でもある村井和尚が修めた仏教行法は弘法大師空海の創始した真言密教と言いますが、その真言密教とは、「真言」つまり「真実のことば」ということからすると矛盾するようですが、「身・口・意」の三密という非言語的な身体行法をメインとして真理を探求する仏教なのです。

ヤマガタ　密教とは顕教、つまり明示的、認知科学的な認識論に対する、密教、つまり、暗示的な秘められた知恵ということですね。

勇崎　そのとおりです。言い換えれば、「わかる人しかわからない知」ということです。真言密教では言葉でわかる理解を「浅略釈《せんりゃくしゃく》」（浅い智恵）といい、非言語的な深い理解を「深秘釈《じんぴしゃく》」といいます。「わかる人しかわからない」とは、身体的な経験を考えれば当たり前ではないでしょうか。食べ物の味は食べてみないとわかりませんね。少し程度の高い話では、絵画でも、詩でも、音楽でも、好きな人、それに感動した人には歴然としていても、それに無関心な人、それがわからない人には、ピンとこない、つまり、わからないのです。それは現代人には欠けてしまった非言語的な、非認識論的な洞察力で、人間にとって、言語的な頭脳的理解がすべてではない、ある意味、感覚的、情緒的な、身体的、動物的、芸術的理解がより大切だということです。動物的理解というと程度が低く思われるとしたら、さらには宗教的直観といってもいいでしょう。

●いい呼吸を知る

ヤマガタ　よくわかります。まさに身体哲学の源泉、身体知の世界ですね。

勇崎　そういうことです。その直観的理解、感覚的、情緒的理解、芸術的・宗教的理解に最も直結した身体感覚が嗅覚や触覚（体性感覚）をベースにした呼吸にあるのです。

ヤマガタ　そうすると当然、東洋的な氣の世界は深いレベルで呼吸に絡むことになりますね。

勇崎　さすがに洞察力が鋭い（笑）。ここまでの話を前提としていよいよ呼吸の話に入りたいと思います。

ヤマガタ　先生のいつも言う、「石橋をたたきってからわたる」という意味が今さらながらよくわかります。

勇崎　私の身体へのアプローチは「骨と呼吸の勇崎メソッド」と言いますが、わかりやすく言うと、この場合、骨あるいは骨格（骨プラス関節）は西洋的な、あるいは物理的な幾何学的構造理解の有力なベースとなります。つまり西洋的な構造理解に基づく、骨、骨格と、東洋的な感覚、感性を生かした呼吸。その「骨と呼吸」を合わせて、初めて人間の身体の理解が成立するというわけです。

ヤマガタ　骨という構造や仕組みがあってもそれが動くためには、原動力がなくてはなりませんね。

勇﨑　骨格はひとまず、身体の構造を支えますが、それが生き物として生命活動を営むには、生命エネルギーが必要なのです。骨格構造や動きはひとまず、物理的な幾何学的原理で説明可能ですが、呼吸は物理だけの説明では無理で、目に見えない生化学的な、つまりバイオケミカルな働きを加えて説明しなければなりません。「肺は酸素と二酸化炭素のガス交換をする」だけでは呼吸の説明は不十分なのです。

ヤマガタ　先生の言う、よくある胸式や腹式のスポイトや注射器的な、シリンダーとピストンの動きでは説明しきれないということですね。

勇﨑　細胞レベルの内呼吸（アデノシン三リン酸・ＡＴＰ）の働きは置いておくとして、肺での外呼吸に対する１つ大切なことをつけ加えておきましょう。肺に空気（酸素）という気体を吸い込んでも肺の下部で有効酸素が酵素（プロスタグランジン）の働きを借りてヘモグロビンとして血液中に溶け込まなければ、呼吸が実質的なエネルギーを産み出すことになりません。その生理学的なことに加えてもう１つ感覚的、情緒的な活動として捉えることが必要なので、しっかりと五感で実感できていなければ、いい呼吸はできないということです。言い換えれば、いい呼吸は、いくら本を読んで理解しようとしてもダメで、あくまで実践しなくてはダメだということです。

●いい呼吸は人間以外の動物に習う

ヤマガタ　ではどういう要領で、正しい呼吸を始めればいいのですか。

勇崎　呼吸にとって、感覚的、情緒的な要素が大切だと言いました。ある程度、質の高い呼吸を行う前提としてのフィジカルな身体の使い方をまずお教えしたいと思います。

ヤマガタ　呼吸法の初級の入り口ということですね。

勇崎　そう言ってもいいですが、私は、初級、中級、上級という区別はしません。初めから、最善の、言い換えれば、上級の、さらに言えば極意の呼吸を目指してほしいと思います。

ヤマガタ　その言い方も、いかにも先生らしいですね。常に最高を、極意を目指せと。

勇﨑　そのとき、私が一番参考にするのは、天才や名人の呼吸法は難しいから、ほかの動物の呼吸の仕方を学ぶことです。比較動物学を大いに参考にします。

ヤマガタ　先生がトップアスリートを指導するとき、「ほかの競技選手やほかの運動の専門家を参考にしろ」と。比較運動学的に、人間の動きを考えろというのも同じ発想ですね。

勇﨑　一番わかりやすいのは、人間より呼吸効率のいい鳥の呼吸と脊椎動物の出発点に位置する魚の呼吸を参考にすることです。鳥の呼吸は、人間の肺より機能が高い「気嚢」と空洞になっている骨の連動で人間よりスムーズに効率よく吸い吐きをほぼ同時循環的に行います。一方魚は、人間の肺より効率の悪いエラで呼吸しますが、そのエネルギーを尾ヒレ、背骨の力を借りて全身に巡らせています。つまり、効率性の悪い呼吸を身体のしなやかさで補っているのです。

ヤマガタ　先生の呼吸の説明は医者や生理学者といった普通の専門家とは全く違った観点を導入していて、いつも感心させられます。

勇﨑　もう1つ、近年、古生物学者が両生類、爬虫類の研究から哺乳類動物の呼吸の根本原理を骨盤（腸骨、坐骨、恥骨、仙骨）の動きにあるというのに私は共感しています。21世紀に入り呼吸に対する新たな身体の役割が発見されたというわけです。たとえば、少し古い時代に大型のワニが後足で立ち上がる現象に注目して、この動きは骨盤を使った呼吸力なしには考えられないという見解を提出しています。つまり、呼吸力の大元は胸部の呼吸器官（肺）や肋骨よりもむしろ、その肺呼吸を下から支えている、腹部の横隔膜と骨盤に注目したというわけです。

●筋肉一辺倒の考え方に警鐘を鳴らす

ヤマガタ　それでは、横隔膜を使う呼吸法について説明してください。

勇﨑　横隔膜は筋肉ではありますが、薄い膜なので、随意筋のように普通の人が意識してコントロールすることはほとんどできません。喘息の人が呼吸器内科に行って横隔膜の呼吸をするようにと言われたので教えてほしいと湧氣塾に来ましたが、今言ったように横隔膜は普通の人は意識的に動かせないので、「お医者さんは具体的にどういう呼吸をしろとおっしゃったんですか」と聞いたら、「よく教えてはいただけなかった」と言っていました。実は呼吸器内科の医者でも呼吸法の実践家ではないので、横隔膜の呼吸を理解しているわけではないのです。実際、医者が時々私のところに呼吸法を習いに来ます。

ヤマガタ　先生は横隔膜を意識的に動かせますよね。

勇﨑　もちろん動かせますがそれは長年修行したからです。次の2つの図を見てください。

ヤマガタ　形態学者、三木成夫の図ですね。

勇﨑　そうです。三木成夫さんは絵心があり、図を上手に描くので有名ですが、その絵のうまさがここでは少し問題を生じさせているのかもしれません。

ヤマガタ　それはどういうことですか。

勇﨑　図9は横隔膜の形と上下の動き、肋骨との関係をわかりやすいイラストモデルとして描いてあります。

ヤマガタ　薄い膜である横隔膜がいかにも安定して上下にスライドするかのように描かれていますね。

勇﨑　しかし図10を見てください。これが実際に近い横隔膜のイラストです。ここでは三木さんのイラストの上手さが生きています。横隔膜は確かに筋肉ではありますが、骨格筋のようにしっかりした筋肉ではありません。横隔膜は薄い膜なのです。しかも、その形は胸腔と腹腔を水平に仕切っているのですが、しっかりした形と強度を持つ筋肉ではなくパラシュートのような不安定なものなのです。

ヤマガタ　だからそれを意識的に動かすということはほとんど無理だということですね。

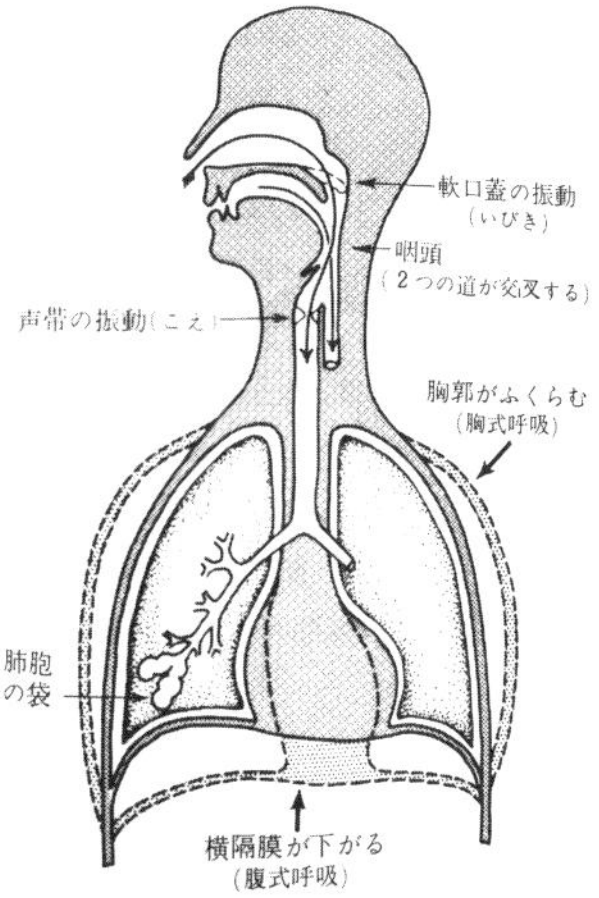

図9　『生命形態の自然誌』 P125

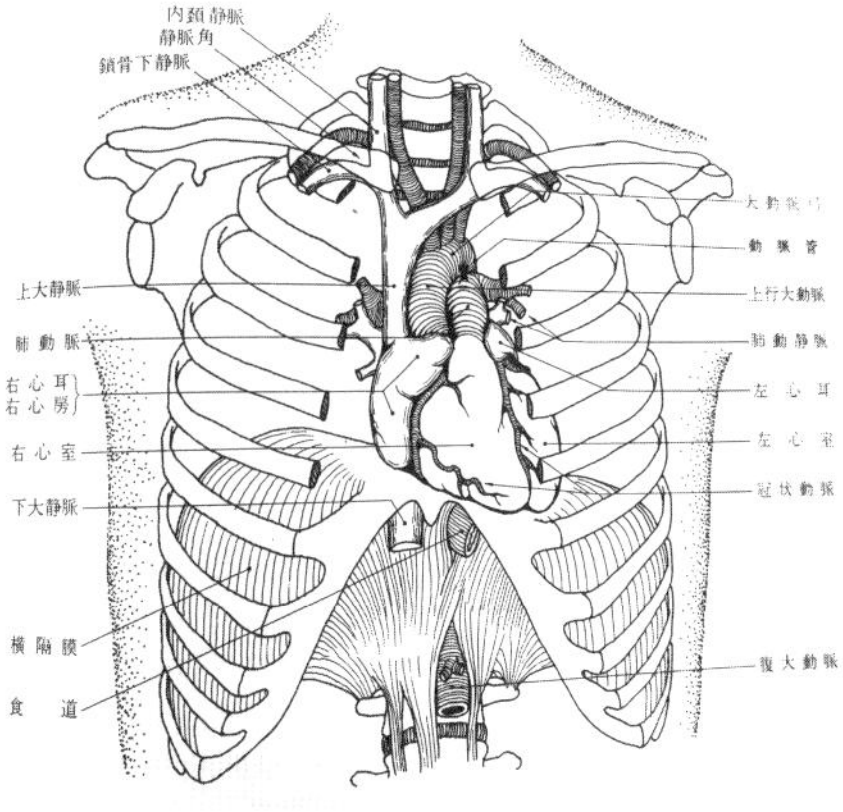

図10　『生命形態の自然誌』 P137

第３章

骨は「氣のルート」である（身体哲学者・勇﨑賀雄氏インタビュー）

勇﨑　何度も言っているように身体の調整には、呼吸ももちろん含めて、動く感覚が非常に大切です。手足のスムーズな動きはもちろんのこと、心地よい呼吸の感覚を忘れて、いい呼吸を論ずることはほとんど意味がありません。私は身体を動かすとき、呼吸のような内部の動きでも筋肉主導ではなく肋骨や背骨から動かすようにと言っていますが、同時に骨と筋肉と神経は微妙に連動して「三身一体」で活動しているとも言っています。最近は、その3つに加えて皮膚も脂肪も人間の身体の動きを支えている大切なものだと言っています。

ヤマガタ　なるほど。身体をつくっているエレメントはみな大切だということですね。

勇﨑　そうです。問題はそうした全体のバランスだということです。

ヤマガタ　それで筋肉一辺倒の「筋トレ主義」はダメだということですね。

勇﨑　全否定ではなく、偏りすぎだと、バイアスがひどすぎると言っているのです。

ヤマガタ　ところで最近、腹式呼吸の1つでしょうが、「骨盤底筋を鍛えろ」というのをインターネットで見かけますが、先生はどう思いますか。

勇﨑　これも筋肉を主導としての発想の延長で、私は、またおかしなことを言い出したなと思っています。筋肉学がいまだに優勢でインナーマッスルを鍛えろとか、加圧トレーニングがいいとか、アイソメトリック（等尺性）の筋トレがいいとか、ある意味の新しがり屋の流行のようなものですね。そもそも日本人は骨格筋を近年アウターマッスルやインナーマッスルにわけるくらいで、靱帯（リガメント・ligament）も腱（テンドン・tendon）もいわゆる筋肉（マッスル・muscle）もいっしょくたに筋肉と捉えています。20世紀の末にドイツで始まり、その後欧米にも広がって看護や介護、リハビリの世界で使われ出した、「キネステティクス」という概念があります。「キネステティクス」（kinaesthetics）とは筋トレ的でない、身体の「自然な動き」や自然な「動きの感覚」を表します。日本にも近年入ってきているのですが、「キネステティクス」は日本語では「身体の感覚」ではなく「筋感覚」と訳されてしまっています。「身体」はなんでも「筋肉」にされてしまうのです。

ヤマガタ　まさしく「筋トレ」の影響ですね。

勇崎　本来日本人の身体感覚はもっとデリケートだったんです。それがどういうわけか近年身体を動かすのは何でも筋肉だという発想になってしまった。日本語の「筋肉」という言葉の刷り込みが強いのかもしれません。ですから私はともかく「筋肉神話」から早く脱却して、本来の日本人の身体感覚を取り戻すことが、「新しい身体の年、元年」だと言っています。私は20年以上前から「21世紀は身体の時代だ」と言ってきましたが、まだ少し時間がかかりそうです。

ヤマガタ　早く新しい「身体の時代」に入りたいですね。

●横隔膜と骨盤底の関係

勇崎　もう少し踏み込んだ話をすると、解剖学で横隔膜のことをダイアフラム（diaphragm）と言い、この胸の横隔膜に対応するもう1つの骨盤腔にある横隔膜を「腰の横隔膜」、ペルヴィック・ダイアフラム（pelvic diaphragm）と言います。このペルヴィック・ダイアフラムの別名をペルヴィック・フロアー（pelvic floor）と言いますが日本語で直訳すると「骨盤底」となるのです。しかし、当然ながらこの骨盤底も一応筋肉に分類されていますが、ダイアフラムと呼ばれていますから、横隔膜と同様に「膜」と思ったほうがいいでしょう。

ヤマガタ　少なくとも筋トレの延長で鍛えられるようなしろものではないということですね。

勇崎　解剖学の本を見ても「骨盤底筋」という名前を見たことがありません。あえて表現するとしたら「骨盤底筋群」とするべきでしょう。横隔膜のことを「横隔膜筋」とは言いませんから。つまり、この種の膜は単独で、いわゆる筋肉のように安定した動きをするものではないということです。

ヤマガタ　ではなぜ、骨盤底筋と呼ぶ人が出てきたのでしょう。

勇﨑　筋トレ的な発想の筋肉学者や筋肉愛好家が新しい筋トレを発見したのでしょう。

ヤマガタ　確かに筋肉と膜はまぎらわしいですね。

勇﨑　さらに詳しく説明すると、21世紀に入ってもっとややこしい「筋膜」という名前も出てきました。つまり、「膜」と「筋膜」と「筋肉」があるというのです。

ヤマガタ　随分ややこしいですね。最近、「筋膜マッサージ」というのも聞きますね。

勇﨑　ロルフィングですね。私はロルフィングの発想を一概に否定はしません。もう少し古いリンパマッサージもそれなりに有効だと思いますが、やはり、骨、骨格のハードストラクチャーを考慮しないと身体の総合的な調整はできませんよと助言します。

ヤマガタ　「骨盤底筋」のところに話を戻すと、筋肉でないと「鍛える」とは言いにくいので、勝手に「骨盤底」に「筋」をつけたというわけなんですか。

勇﨑　私はそう理解しています。さすがに「横隔膜を鍛える」とは言いにくいでしょう。

ヤマガタ　なるほど。まだまだ先生の言う「筋肉神話」は続いているのですね。

勇﨑　呼吸法の本で骨盤底について説明しているものはほとんどありません。少なくとも日本語の本では見たことはありません。ここで紹介するのは、アメリカにいる中国人が書いた、いわゆる氣功の本です（図11）。実はこれも解剖学的におかしいところがあるのですが、一応解説しておきます。横隔膜でも筋肉である以上、その筋肉を支える構造があります。単純に言うと筋肉には「始まり」（起始点）と「終わり」（停止点）があります。腕や足の骨格筋がわかりやすいので説明すると、紡錘形の筋肉を図示するとき、必ずその筋肉の出発点（起始点）と停止点（停止点）、つまり、どこから始まり、どこにつながって終わっているかを解剖学の本は示しています。ところが横隔膜はパラシュート型の特殊な筋肉で、起始点はありますが停止点はないのです。前述した図10をもう一度ごらんください。横隔膜も肋骨と背骨につながってひとまず水平な形をなんとか維持していられるのです。ところが、この氣功の本には矛盾点があります。図12のようなイラストが掲載されていますが、点線で示した骨盤底の形が解剖学的におかしいのです。横隔膜が肋骨と背骨につながり、ひとまず水平な形をしているとして、骨盤底はどこにつながっているでしょうか。当然、骨盤とつながらないといけません。そうすると骨盤底が図12のように横隔膜と平行な形ではありえないということになります。当然、骨盤底は骨盤と同様にほぼ垂直になっていなければなりません。さらに言えば、この本での横隔膜と骨盤底の連動運動の構造

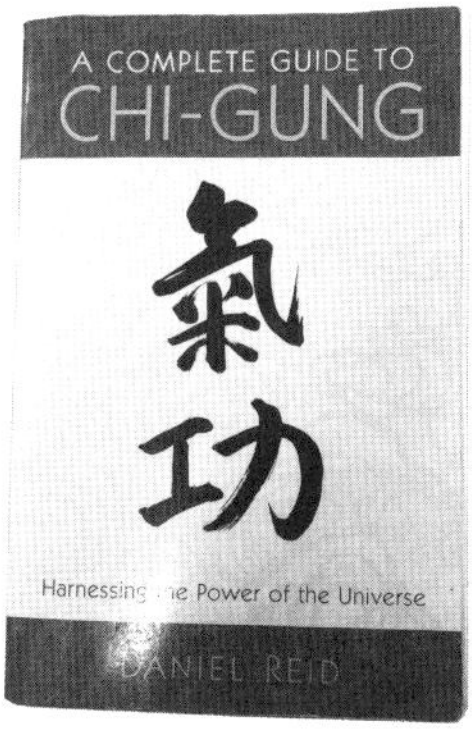

図11　『A Complete Guide to Chi-Gung』

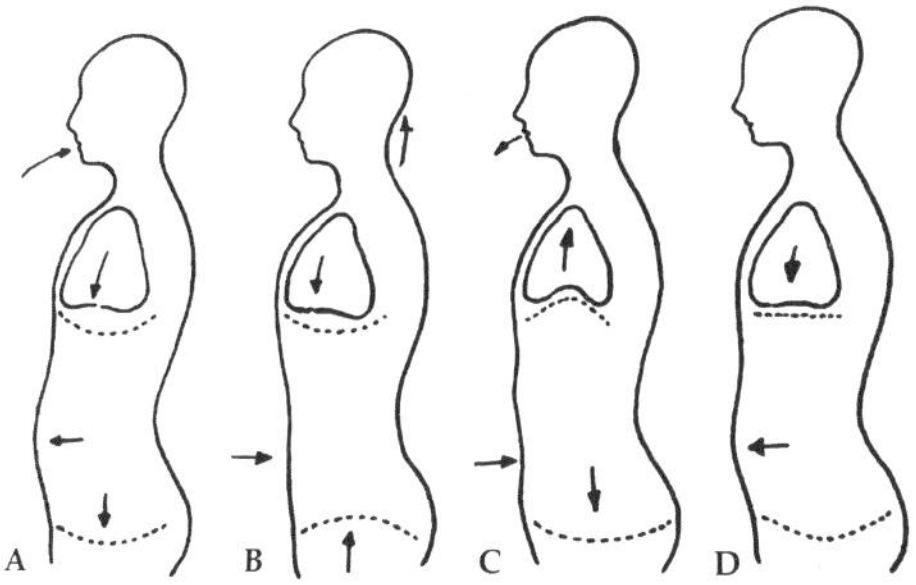

図12　『A Complete Guide to Chi-Gung』 P130

も、その連動をつなげているとされている腹直筋との関係も、実は正しくないということになります。なぜなら、横隔膜も骨盤底も腹直筋とは直接つながっていないからです。

ヤマガタ　先生は横隔膜と骨盤底の連動について骨盤腔の陰圧を使うという独自の理解をしていますね。

勇﨑　そういうことです。したがって「骨盤底筋」を鍛えるとかいう人たちがいくら筋肉主導で考えても実際は何を考えているかはよくわかりませんが、いたって勝手で恣意的な解釈というしかありませんね。解剖学的、構造的に無理があるということです。

●完全オリジナルな「骨と呼吸の勇﨑メソッド」とは

ヤマガタ　いよいよ呼吸の核心に入りますが、まず、医者も含めて、呼吸の専門家が言っていない呼吸の要点について説明してください。

勇﨑　それはまず、呼吸の「吸い」と「吐き」に関係する問題です。私は20年ほど前に『「阿修羅」の呼吸と身体』という本を書きました。そこでは「呼吸」と「身体」

にとって重要なこと、しかし、多くの人が誤解していることを書きました。

ヤマガタ　認知科学でいうまさにバイアスの指摘ですね。

勇崎　しかも細かい個人的なバイアスではなく、一般人レベル、学者レベル、医者レベルそれぞれの理解レベルにおいて大きくて歴史的なバイアスです。

ヤマガタ　それがまず、呼吸の「吸い」「吐き」の誤解なんですよね。先生はシャカの呼吸法を検証するために100冊ある『大蔵経』を初めとした仏教経典を調べ尽くしましたよね。

勇崎　学者が文献を調べるのは当たり前ですが、仏教の文献（経典）を調べるのはちょっと大変なんです。細かいところの苦労話はさておき、要点だけに触れると、シャカが実際に語ったという確からしい呼吸法の本は、ほぼ『仏説大安般守意経』という一冊だけなんです。『大蔵経』にしても100冊調べなくても、呼吸法関連のお経を調べるには1冊だけでいいんです。

ヤマガタ　1冊でも、漢字ばかりの大判800ページ以上ありますから、私にはとても歯が立ちません。

勇崎　漢文というのは読み慣れてくれば、英語より余程読みやすいのです。

ヤマガタ　そういうものですか。それはそうと、シャカに限らず、ソクラテスや孔子も自分では本を書いていませんよね。

勇崎　そうです。だからシャカの呼吸法の本とされているものがいくつかあるのですが、後世の弟子たちや、研究者たちが書いたものなんです。その中で『仏説大安般守意経』以外は、ほとんどシャカが話したことを言ったとおりに書いているとは思えない。しかし、私たちが読むことのできる『仏説大安般守意経』は、安世高という2世紀のペルシャ系（パルティア（安息）という国）の僧侶の中国語訳で、原典はインド語（パーリ語）で「アーナパーナ・サティ・スートラ」と言います。「アーナ（āna）」とは「吸い」で「アパーナ（apāna）」とは「呼き」ですから、当然「吸い・吐き」の方法ということになるのですが、中国語（漢字）では「呼吸」つまり「呼《は》き吸い」と「呼き」を先に書くので、「呼き」のほうが重視されてしまったのです。

ヤマガタ　「呼吸」と書くから「呼き（吐き）」のほうが大切だという禅の坊さんもいるし、一般にも「呼き」が大切だという人が多いですね。

勇崎　20年ほど前に『「阿修羅」の呼吸と身体』を書いたときも、書店に出回っている呼吸法の本のほとんどが、特に医者の本において「呼吸」で大切なのは、「呼き」で「呼け」ば「吸える」というのがほとんどでした。これは生理学的にも解剖学的にも明らかに間違いです。

ヤマガタ　医者たちが平気で間違ったことを言うんですね。それで、先生は「呼き」より「吸い」が大切だとかなり強く強調したんですね。「草原に新鮮な空気を吸いに行くというが、吐きに行くとは言わないでしょう」という表現はわかりやすくて説得力があると思いました。しかし、先生が苦労して書いた『「阿修羅」の呼吸と身体』は少し難しすぎたのかもしれませんね。

勇崎　『「阿修羅」の呼吸と身体』は出版して間もなく武道館発行の雑誌『武道』で「現代の武道家必読の書」と書評欄に書かれたり、共同通信の取材を受けて、全国の二十数紙の新聞に私の写真入りで大きく紹介されたりもしましたが、同時にアマゾンの「難解本」にランクインされていました。

ヤマガタ　呼吸の専門家たちはどう反応したんですか。

勇崎　完全に無視です。

ヤマガタ　「真実を言うと世の中が凍る」とは昔から言いますが、現代は「真実を言うと無視」なんですね。

●人間の生と死は息を「吸う」こと

勇崎　シャカはバランスよく吸って吐きなさい、バランスよく呼吸しなさいと言います。人は息を吸い始めることで生を受け継ぐ、息が吸えなくなって生を終える

（死ぬ）。２５００年前のシャカが知らなかった生理学的なことをつけ加えて人間の生命現象を考えると、「ウンギャ」と生まれたとき、呼吸はどうなっているかと言うと、赤ちゃんはお母さんのおなかの中にいるときは、肺には羊水が入っています。生まれた瞬間に、つまり、「ウンギャア」と泣いた途端に呼吸が始まります。「ウン」は羊水を吐き出したときの声で、「ギャア」は息を吸い始めたときの声、つまり、「ウン」も「ギャア」もそのときの身体の状態を示す擬態語なんです。

ヤマガタ　なるほど。「あうん」の呼吸と言いますが、「うん」は「吐き」ですか。すると「あ」は「吸い」ですか。

勇﨑　そういうことになりますね。空海の創った真言密教では、「阿字観」という瞑想法があります。「あ」がすべての始まりで、つまり生命の始まりの音だということです。また日本語の「あいうえお」の50音も「あ」の「吸い」で始まり「ん」の「吐き」で終わっています。ともかく、人間は「ウンギャア」と生まれたとき、息を吸い始め、死ぬときは、最後は肺の呼吸はできなくなり、顎呼吸といって、顎だけで呼吸をするようになり、この顎呼吸をするようになるとだいたい2、3日で死んでいきます。つまり、肺で息が吸えなくなり、顎だけでわずかに息を吸い、それもできなくなって、息が完全に吸えなくなったら死ぬのです。

ヤマガタ　死ぬことを「息を引き取る」と言いますね。あれは「最後の息を吸い終わる」ということなんですね。

勇﨑　そういうことです。つまり、人間は、息を吸い始めることが、地上に生まれることで、最後の息を終える、つまり最後の息を吸い終わることが、また自然（土）に帰る、文化によっては天にのぼる（帰る）とも言われるわけです。

ヤマガタ　先生の身体哲学にとって「呼吸」、特に「吸い」が大切だということがよくわかりました。

勇﨑　もちろん、「吸い」と「呼き」は、シャカが言うように、相補的ですが、アクセント、リズム、「陰陽」のリズムの組み合わせが大切だということになります。たとえば四拍子で手をたたくとすれば、「強・弱・強・弱」となるのが普通ですがジャズやロックのように、二、四を強にした「弱・強・弱・強」のリズム、裏拍子を意識したリズムにすると、流れがスムーズになり、呼吸が楽になります。「弱」が筋肉の緩めになり、自然に吸いを優先するリズムになるのです。それがわかりやすい、呼吸のリズムの骨（コツ）です。身体にいいリズムをつけるのは、心拍（心臓の鼓動）と呼吸と骨、関節が連動して歯切れよく生き生きと動けるということなのです。

●勇崎メソッドの陰陽

ヤマガタ　「骨と呼吸の勇崎メソッド」の中の重要な概念、「陰陽」について教えてください。先生の「陰陽」の考え方は中国の陰陽五行とは違うんですよね。

勇崎　はい、違います。中国の陰陽五行も、もともと陰陽と五行という別々の原理をあとで組み合わせて使っているのです。もちろん私の陰陽も、本来中国の、月や太陽、女と男、という象徴的な対比は含まれていますが、呼吸の「吸い（陰）」と「吐き（陽）」を中心的な概念として使う相補的な「身体の陰陽」だと捉えてください。

わかりやすく言うと、手の平や足の裏、そして身体の前面（腹側）が陰で、呼吸の「吸い」に深く結びついた重要な身体の部位です。

また、身体の上下で言えば、下（足）が陰で、上（頭）が陽です。利き腕、利き足は陽。手足の指で言えば、親指は陽で、小指は陰。腕や足の外回しは陽で内回しは陰です。動きで言うと前に進む動きは陽で、後ろに下がる動きは陰。そのあたりの身体の陰陽がわかると、いや、身につくと、氣の循環が著しく改善されます。

●人間は「陰圧」を使って呼吸をしている

ヤマガタ　「陰陽」の話が出たところで、先生の呼吸原理の肝である「陰圧」について詳しく教えてください。

勇﨑　人間の場合、呼吸というのはもちろん肺で行っているのですが、肺というのは単独では動けない臓器なのです。肋骨というカゴの中で、肺は基本的に「陰圧」の状態に保たれています。「陰圧」というのは、なかなか説明しにくいのですが、「陰圧」の反対は「陽圧」で、たとえば風船のように、一重の袋に空気を入れた状態を考えてください。外から押された力は単純にはね返りますね。それを陽圧と言います。肺の内部は「陰圧」なのですが、その内部の状態を私はこんなふうに説明します。

とても大きな面積（テニスコート一面くらい）の薄いセロファンのようなものをくしゃくしゃに丸めて、肋骨のカゴの中に押し込めたような状態です。要するに内部のくしゃくしゃくしゃに丸まった薄いセロファンのようなもの（肺胞）は少しの動きに反応して吸引力が生じます。言い換えれば、口や鼻といった入口から空気を吸い込みたいというような状態です。掃除機が何かを内側に吸引しようとしている状態だと言ってもいいでしょう。その吸引力は、仮に肋骨のカゴをスポイトの腹の部分と想定すると、肋骨の収縮と拡張によってスポイトが入口から水を吸収するような仕組みです。肋骨は内肋間筋と外肋間筋で収縮、拡張しますが、肋骨のカゴの内部のくしゃくしゃに押し込まれた薄い膜の状態の、つまり陰圧が呼吸の根源的な原理になっているのです。

もう1つたとえを出して説明してみます。手のひらを重ねて空気が少し入った状態で、プカプカ音がするように動かしてください。そのときの手のひら（掌）に生じる、吸いつくような、吸引するような力が「陰圧」です。

ヤマガタ　腰をくの字型に曲げるときに生じる下腹部の内部（骨盤腔）に引き込まれるような力も呼吸の「陰圧」ですよね。

勇﨑　そのとおり。だから腹をふくらませる腹式呼吸でなく、腹をへこませる逆腹式呼吸は、骨盤腔と腹の「陰圧」の原理に合った正しい呼吸法ということになります。

ヤマガタ　骨盤を前後に動かすということは、横隔膜との連動を前提にしているということですね。

勇﨑　さすがに鋭い。そういうことです。ここまで整理してみると、人間の呼吸についての様々なバイアス（先入観）から解放されるでしょう。

●氣の通るメインルートは骨

勇崎　およそ50年にわたる「氣の呼吸法」の修業で私が発見した最大のことは、氣が通るメインルートは骨だということです。このことは、中国や日本の氣の長い歴史の中ではっきりと自覚した形で方法論として理解した人はほとんどいませんでした。

ヤマガタ　野口整体の野口晴哉さんは、背骨を通して、呼吸するのだと暗示的には言っていますが、明示的に方法論として解明したわけではなかったので弟子たちには実質的に伝わっていませんね。

勇崎　私の師事した西野バレエ団の創設者で西野流呼吸法を創った故西野皓三先生も、バレエを本格的に習得し、武道家として超一流の氣の使い手でした。しかし、資質的な天才性と背骨を本格的に使うバレエの修業の成果を通して高いレベルの氣の呼吸法をマスターしていたものの、方法論的に、氣の呼吸法は骨を使うのだということは理解していませんでした。中国流の氣の呼吸法も、中国人は解剖学を正しく理解している人が少ないこともあって、とても本格的な方法論と言えるようなものではありませんが。前にも書いたように、身体の理解には西洋的、明示的、論理的、解剖学的、構造的、方法論的理解と、あくまで10年、20年と実践修業を積み重ねて体得できる修行的、直観的、直覚的、非言語的理解という両方が必要なのです。ここで1つわかりやすい背骨を使った経験知の枠としての氣の呼吸法と、現代スポーツサイエンスおよび解剖学的方法論の融合の具体例を挙げておきましょう。

ヤマガタ　そんなものがあるのですか。興味深いですね。

勇﨑　今世紀に入り、陸上短距離走の走法に「一軸走法」と「二軸走法」いう捉え方が理論化された形で提出されてきました。陸上の世界で実績があり、頭がいいという人は残念ながらそう多くはいない中で、とびきり頭のいい人に為末大氏がいます。

ヤマガタ　為末さんは世界陸上の400メートルハードルで2度銅メダルを獲得していますよね。為末さんはネット上で、走ることについて様々なレクチャーをしています。

勇﨑　彼は高校時代までダントツで負けたことのない短距離走者だったそうです。しかし、その後世界レベルの壁に突き当ります。そこで為末さんの優れているところは、自分の身体と走法を徹底的に研究し、400メートルハードルに転向して日本一になったのです。彼の400メートルハードルの記録は20年経った今も破られていません。彼があるときネット上で、一軸走法と二軸走法についても触れていました。

ヤマガタ　先生が頭のいい人だと言うだけあって、彼は身体についての理論的理解も非常に優れていますね。

勇﨑　その為末さんにしても一軸走法と二軸走法について、自分はまだよく理解できていないけど、という前提でその概要を説明していました。一軸走法とは身体の主軸、つまり、背骨をメインとした軸骨格を中心軸として、背骨のうねりを使いながら走る方法です。代表的なのは100メートルの世界記録保持者ウサイン・ボルトの走り方です。ボルトは先天性側弯ですが、その歪みを持ち味として、上手に背骨の主軸（一軸）を使って走っていると言えましょう。それに対して、二軸走法とは、別名ピッチ走法とも言われ、背骨の主軸に対して、2本足の付属肢（骨格）を上手に回転させて使う走法です。わかりやすく整理すると、ジャマイカ系、南米系のダイナミックでストライドの大きい走り方が一軸走法で、手足を小刻みに回転よく連動して走るピッチ走法が二軸走法と言っていいでしょう。

●骨の構造を知り、バランスを整える

勇﨑　21世紀に入って陸上の走法にも、筋肉や筋力だけではなく、骨、骨格も活用するという理論が登場してきたという話を紹介しました。ここでは、走り方に限らず、身体全体をバランスよく動かすには骨、骨格のどういう構造に着眼すべきか、という話に発展させたいと思います。

ヤマガタ　走り方に限らず、先生の骨格構造から見た一軸、二軸の捉え方が大切だということですね。

勇﨑　そうです。繰り返すようですが、骨、骨格の解剖学は、より機能的に動くという観点で、約200本ある骨を主要な構造にわけました。約500年前のヴェサリウスの解剖学から300年ほどのち、ようやく今から約200年前に、背骨をメインとした軸骨格（アクシャル・スケルトン・Axial skeleton）と、その主軸を様々な意味で支える手・腕・足・脚という付属肢骨格（アペンディキュラースケルトン・Appendicular skeleton）という分類ができました。それまでの骨解剖学は死んだ身体の構造解明が主な役割で、生きた身体がどう動くかという観点で骨の構造を考えてこなかったと言ってもいいでしょう。実際人間の動きのエキスパートである、スポーツ運動学者やトレーナーを始めとして、実際に身体を使う格闘技の選手や武道家、ダンサーの中で、骨と骨格の構造の研究をベースにしたものを習得しているのは、ほとんどバレエ関係の人しかいません。

ヤマガタ　ようやく、今世紀に入って骨・骨格に注目が集まってきたというところですね。高齢者の健康法やリハビリに骨、骨格が大切だと、ようやく言われるようになってきたことと、妙な符号を感じます。

勇﨑　要するに、スポーツであれ、武道であれ、踊りであれ、身体の動きで一番大切なのはバランスであり、これには骨、骨格を無視していては始まらないということでしょう。これはほとんどの人が知らないことですが、イギリスのケンブリッジ大学で身体の骨の組み立てについてコンポーネント・アクションズ（component actions・骨格で構成された構造からなる身体の動き）という構造工学（structural engineering）の観点からの研究も始まっています。そこで、もう一度、背骨を中心とした軸骨格、手足の付属肢骨格に戻り、それらとのバランスをどう整えるかということを考えてみたいと思います。その意味では、一軸か二軸かという選択では根本的な問題は解決しないのです。

ヤマガタ　ではどうすればいいのでしょうか。

勇﨑　「骨と呼吸の勇﨑メソッド」では、「三軸統合」という、実践に基づいた理論を展開しています。

ヤマガタ　具体的に教えてください。

勇﨑　主軸である背骨を中心とした胴体と手足を、軸骨格と手足の付属肢骨格を統合する、連動させるということです。このとき、骨に氣がしっかりと通っていることが前提となります。構造的、原理的に一番わかりやすい三軸の統合は、手足を背骨の前でクロスさせることです。しかし、いちいち両手両足をクロスさせるのは身体の動きの振りが大きくなり、無駄な動きも生じがちになるので、いかに片側の手腕、足脚だけの動きで三軸を統合させるかが問題となります。

ヤマガタ　実践がないと難しくてよくわかりませんね。

●氣の力で人を飛ばす

勇﨑　理論の話ではなく、もう少し実際の体験をふまえた、身体の使い方の話を最後にしましょう。

ヤマガタ　よろしくお願いします。先生の貴重な体験談ですね。

勇﨑　中国拳法の1つに推手《すいしゅ》、英語で「プッシュ・ハンド」という競技があり、台湾やアメリカの一部で今もそれなりに人気があります。先日もネットでアメリカ人のチェスの名手が「プッシュ・ハンド」の大会で優勝したというのが載っていたと教えてくれた弟子がいました。その弟子は、30年以上前、中学生のときから面倒を見てきたのですが、どこの塾でも辞めさせられた、この上なく「生意気」で大人の言うことを聞かない100キログラム近い体格の不良学生でした。その彼を私が高校の受験指導から医学部卒業まで面倒を見て、医者にしました。その彼が先日「プッシュ・ハンド」のチャンピオンの写真をスマホで見せてくれ、「先生、この顔どうですか。本物ですか」と聞いて来ました。私は「なかなかいい顔しているよ。チェスが強くて、つまり頭がよくて、武道も強いのは理想的ではないか」と答えました。

文武両道は大切なんです。実は私が、氣のメインルートが背骨・骨だということに気がついたのも、「骨と呼吸の勇﨑メソッド」の「三軸統合」を最初に思いついたのも、40年近く前に氣の武道修業の「プッシュ・ハンド」を実践していたときだったのです。

ヤマガタ 推手、「プッシュ・ハンド」って結構難しいですよね。

勇﨑 上達には特別なコツがあるのですが、一番難しいのは筋肉の力ではなく、骨と関節の連動で力を入れずに背骨の軸からずれないように前後に手と腕を動かすことです。つまり、背骨の一軸と、手腕の二軸を統合させることです。

ヤマガタ 要するに、氣で背骨と連動させて手と腕を動かすことですよね。

勇﨑 2年ほど前に第二の大谷を目指して、アメリカのメジャーリーガーになるために身体を骨のレベルから改善したいという20代の若者が来ました。

ヤマガタ N君ですね。

勇﨑 彼は私を訪ねて来たとき、身長190センチメートル、体重130キログラムのサウスポーで、少し太めでしたが、1年間、私がほぼマンツーマンで指導しました。身体はだいぶ引き締まり、骨・骨格が7割ほど変わりました。今も独自リーグで身体を慣らしながら調整中ですが、そこで教えた基本的方針も、三軸統合です。

ヤマガタ　腕や手で投げるのでなく、背骨を中心に全身のバランスで投げろということですね。

勇崎　そういうことです。男子プロテニスの世界において、少し前まで、フェデラー、ナダル、ジョコビッチの三強時代が20年近く続きました。そのとき三強を牽引したのはフェデラーでしたが、彼のバックスイングは天下一品でした。それもまさに三軸統合の身体の使い方なのです。

ヤマガタ　そう言われてみれば、フェデラーのバックは三軸統合ですね。

勇崎　天才は教えられたわけでもなくても、直観で三軸統合を実現しているのです。大谷のバッティングももちろん三軸統合です。ブルース・リーのヌンチャクもボクシングの井上尚弥のパンチも三軸統合です。

ヤマガタ　なるほど、スポーツも武道も先生から見れば身体を動かす原理は同じということですね。ブルース・リーの話が出たので「推手」、「プッシュ・ハンド」に話を戻したいのですが。

勇崎　「三軸統合」は言葉で説明するのは簡単なようですが、実践できる人は百人にひとりもいません。中国ではこうした手足を連動した身体の動かし方には長い歴史があって、「発勁《はっけい》」「勁力《けいりょく》」とか「寸勁《すんけい》」という言葉を使います。

ヤマガタ　「発勁」の「勁」ですね。名前は知っていますが、実際にはどんな力だかよくわかりませんよね。

勇崎　単純な「筋力」つまり、筋トレで鍛える「筋力」ではありません。

ヤマガタ　中国でははっきりした定義があるのですか。

勇崎　解剖学的や生理学的な定義はありません。ただ、数少ない中国拳法の名人たちはそれなりに実践的に説明します。

ヤマガタ　どんなふうに説明するのですか。

勇崎　骨の力であり、筋肉の力でもあり、氣の力だと。実践を交えて、たとえば手のひらを下に向けて、手と腕で水面を「フワッ」と押すような感じでとか、わかったような、わからないような説明ですが、一応説明し、あとは繰り返し練習を重ねて名人や上級者の動きを見てまねるのです。

ヤマガタ　日本の武道で「よく見て、盗め」というのと同じですね。

勇崎　そういう意味では同じです。前にも述べたように、身体の微妙な動きは言葉では原理的に完全には説明できないので、そんなふうに言うしかないのです。

ヤマガタ　「推手」（プッシュ・ハンド）はその典型で、単なる筋肉ではないので、繰り返し練習して身につけるしかないということですね。

勇崎　それでもコツはあるし、方法論的に学ぶことは、私は可能だと思います。正しい原理と氣の体現・体得を結びつけることが大切なのです。でも、実現できた瞬間はほとんど偶然のようなものですね。

ヤマガタ　具体的なエピソードがあれば聞かせてください。

勇崎　あるとき武道の稽古で、黒崎道場（鬼の黒崎と呼ばれる厳しい指導で有名な元極真空手の最高師範の道場）に10年習っている猛者と手合わせをしたことがありま す。そのとき、相手の手が私の顔面に触れ、指が眼に入りかけたのです。その瞬間プッシュ・ハンドの私の手が勝手に動いて、相手を数メートル吹っ飛ばしていたということがありました。プッシュ・ハンドは腕や肩の筋肉の力とは全く違う、ほとばしる氣の爆発のような動きなのです。つまり筋肉で打とうとすると筋肉の力では時間もかかりパワーも出ません。プッシュ・ハンドの基本とは相手と相対してそれぞれ片手を正中線上、つまり背中から真っすぐこの方向に伸びたラインに手を押し出しプッシュし合うのです。ほとんどの人は肩や上腕に力が入り、腕は背骨のライン上には伸びていきません。つまり、このとき、手、腕と主軸である背骨が「三軸統合」していないと、氣のパワーハンドにならないということです。

40年近く前に、ある武術に詳しいスポーツ・サイエンスライターの紹介で台湾のプッシュ・ハンドのチャンピオンと非公式で試合をしたこともあり、私が勝ちました。こうした氣の力は、プッシュ・ハンドの競技に限られたものではありません。

やはり40年近く前、私より30キログラムも体重のある柔道のオリンピック候補選手と相撲を取らなければならないことがありました。相手は左四つでないと力が出ないと言うので、苦手な左四つで組みましたが、いろいろと技をかけようとしても、彼はどうにも力が出ないと最後は降参しました。また、その話を伝え聞いて、極真空手の全国大会において、部外者で初めてベスト8まで勝ち進んだ、当時佐藤塾の師範代だった原田裕次氏（身長183センチメートル、体重95キログラム・法政大学柔道部元主将）が、ある朝徹夜で原稿を書いていた私のところに「相撲を取らせてほしい」と来て、相撲を取ったこともありました。彼は体格差もあり、組んだ瞬間「勝てる」と思ったそうです（私は当時身長172センチメートル、体重57キログラム）。何度か柔道の内股をかけてきて、私の身体を浮かせながらも投げることができず、最後に内股がすっぽ抜け、私が彼の背後に回り、抱え上げて投げ飛ばしました。ほかにも、私の氣の力を保証してくれる人は剛柔会空手副会長の菊池広正氏や、名前を聞いただけで一部の武道家たちに恐れられた無門会空手の会長富樫宜資氏などがいます。

ヤマガタ　つまり先生は理屈だけではなく、実践をベースに「骨は氣のメインルート」だと発見したわけですね

勇崎　ヤマガタ君も私に20年以上習っているのだから、「推手」、「プッシュ・ハンド」も相当できるようになっていますよ。

ヤマガタ　そうですか。自分では自覚はありませんが。

勇﨑　「骨と呼吸の勇﨑メソッド」を長くやっていると、ある日突然できるようになっているのです。「骨瞑想」の次に、ヤマガタ君は「推手」、「プッシュ・ハンド」を初心者向けに教えるといいですよ。ここまでは、ダイナミック（動的）な身体の動きと氣と呼吸の話ですが、本書で私の代わりにヤマガタ君が展開するスタティック（静的）な身体の調整法「骨瞑想」は、ダイナミックな方法に勝るとも劣らない効果があることは私が保証します。

ヤマガタ　いろいろと幅広い、また限りなく深い「骨と氣（呼吸）」の話をしていただいてありがとうございました。

私は勇﨑先生の創設した湧氣塾で、人間にとっての骨の大切さについて、身体的にも知的（哲学的）にも自覚させられました。そして氣のメインルートは骨だとも教わったのです。

今回あらためてお話を伺い、西洋的な分析に基づく骨の知識と、東洋的な感性を生かした氣（呼吸）の会得の両方が融合して、初めて人間の身体を真の意味で理解できることを実感しました。

現代人は、東洋的な氣や呼吸の領域について無知であるがゆえに、複雑によじれた人間関係と邪氣にまみれたストレス社会で苦しんでいるように見えます。そんな現代人の心身を大元から浄化するために、「骨と氣（呼吸）」についての正しい理解と、それを実感できるメソッドとしての「骨瞑想」を広めていきたいものです。

第4章

「骨瞑想」で心身の健康を取り戻そう

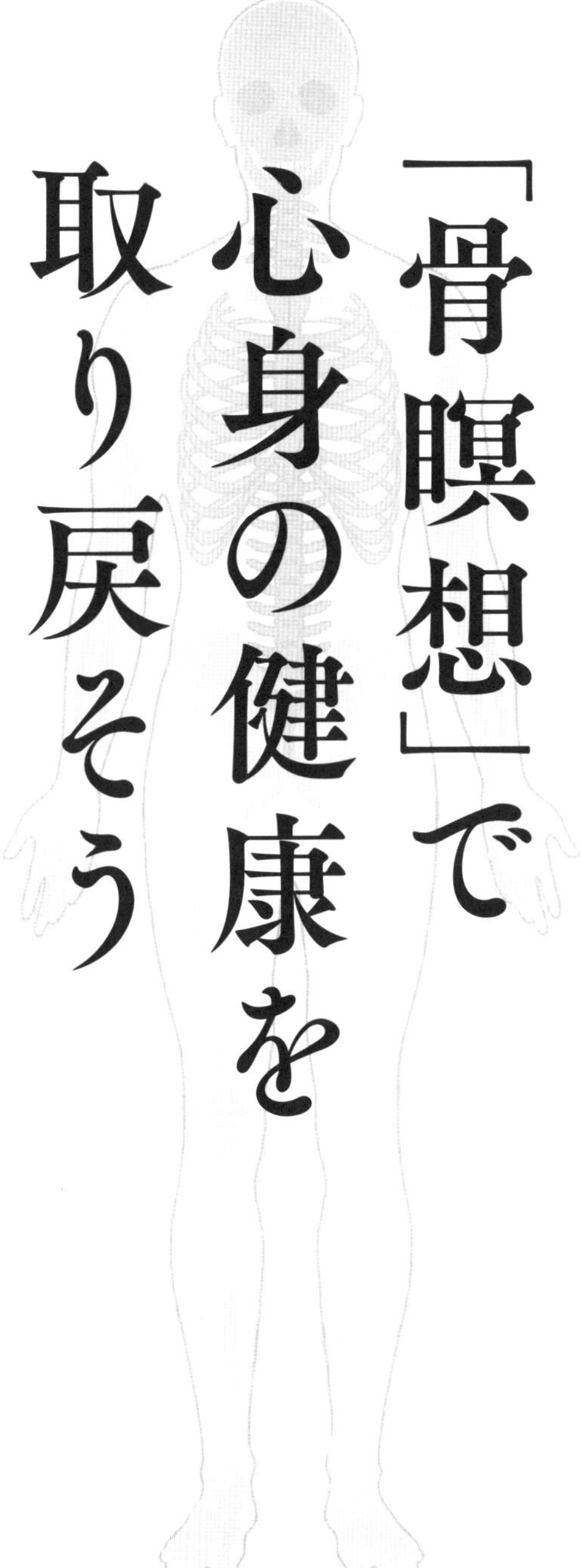

●「瞑想」と「骨瞑想」の違い

私自身は人生のかなり早い段階から瞑想というものに興味を持ち、自己流ながらも瞑想に取り組んできました。

一般的に瞑想と言えば、心の平穏によって心身の調和や健康をはかろうとする目的で行われます。

心理的な面では、ストレスの軽減、不安の減少、感情の安定、抑うつ症状の改善、集中力や注意力の向上などといった効果があると言われています。

また身体的な面でも、心拍数と呼吸の安定、免疫機能の強化、血圧の低下、睡眠の質の向上などの効果が期待されています。

瞑想が科学的にすべて解明されているわけではありませんが、私を含めて心身へのポジティブな効果を感じている人は少なくないようです。

一言で瞑想と言っても、坐禅やヨガ、最近流行のマインドフルネスなど、いくつものやり方があります。共通しているのは、自身の心をコントロールして、いかにして心を平穏に保つかがその目的となっていることでしょう。

要するに「心を無にせよ」「無心になれ」ということなのでしょうが、実際にやってみると、凡人が「無心」の状態になるのは至難の業です。「無心になろう」と思っている時点で「無心」ではありませんし、「なかなか無心になれないな」と思い悩むことで新たなストレスや悩みが生じてしまいます。

そうこうしているうちに、「ああ疲れた」「足が痛い」「そういえばあの件はどうなったっけ?」など、次々と雑念が浮かんできてしまったりするものです。私もイヤというほどそうした経験があります。

また、「過去や未来ではなく『今この瞬間』に集中する」ことが大事だと説き、その手段として瞑想を用いる考え方もあります。そうした考え方自体は古くからあります。日本で坐禅を確立したのは道元ですが、道元も「而今」(にこん)という言葉を使い、「ただ、今この瞬間」を大切に生きろと言っています。しかし、凡人には「今この瞬間」に集中するというのもなかなかハードルが高い行為ではあります。

心という存在は目に見えず、手で触れることもできませんので、実体として覚知するのがたいへん難しいのです。私があえて「骨瞑想」というメソッドを紹介しようと思ったのは、実体のない心を凡人が知覚する困難さを実感してきたからでした。

本書でも述べてきたとおり、氣(心)と息(呼吸)、そして骨とは密接な関連があります。

そこで、心そのものを覚知しようとして悩むよりも、骨を意識することで心を捉えるほうが、多くの人にとって現実的、実践的なのです。それが骨瞑想の根底にある考え方です。

●勇﨑先生の「坐禅身法」

ここで紹介する「骨瞑想」は、第3章でインタビューした私の師匠である勇﨑賀雄先生の「坐禅身法」をわかりやすく私なりにアレンジしたものです。

勇﨑先生は2008年に「坐禅身法・身体哲学の実践」というDVDをリリースしていますが、それより約30年前から、坐禅あるいは瞑想の研究を独自に続けてきました。

1970年代から、いわゆるスピリチュアルブームが始まり、瞑想で言えばビートルズのジョン・レノンが一時凝っていたインドのマハリシ・マヘシュ・ヨーギーが興した超越瞑想（トランセンデンタール・メディテーション、Transcendental Meditation、略してTM瞑想）が大変流行しました。全世界に支部ができ、

1000万人以上の人が実践したと言われています。

また、日本では1980年代後半から1990年代にかけてオウム真理教が影響力を持ち、最後はとんでもない世間を揺るがす事件を起こしました。多くの人の記憶に残っている出来事でしょう。

勇崎先生は70年代の学生運動後の静かな禅ブームやその後のスピリチュアルブーム、オウム真理教事件の時代を通じて、坐禅や瞑想を実践しながら、研究を続けてきました。一言で言えば、脳やメンタルな世界を中心に据えてはダメだということ。身体をベースにしっかりと年月をかけて修行しなければ高いレベルの瞑想は実現できない。それどころか失敗するととんでもないことになるという結論だと言います。

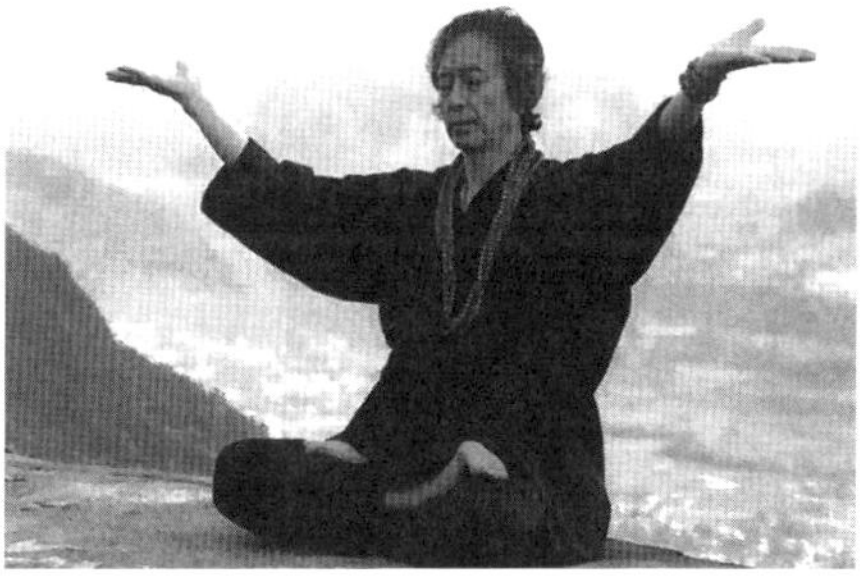

勇崎先生がかつてネパールを訪問した際に、ヒマラヤを背に坐禅を組んでいる様子

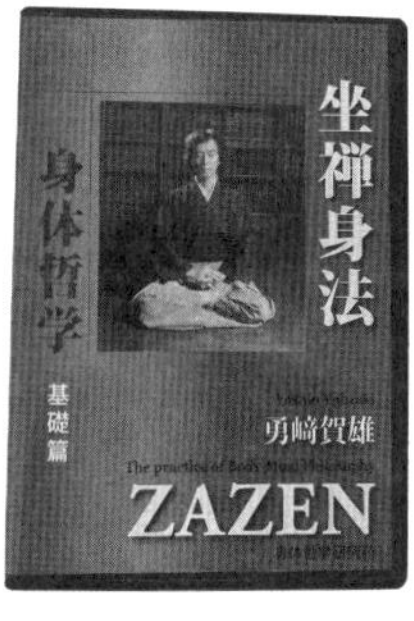

西洋的なメディテーションは、祈りがベースとなって様々な形式がありますが、方法論と呼べるものはないと勇﨑先生は言います。そうすると、東洋、特にインドのシャカを生み出した仏教行法、わかりやすく言えば坐禅が、一番しっかりした瞑想の基盤だということになります。

しかし、日本に伝わって来た坐禅を方法論として確立したのは、インドや中国の仏教者ではなく、実は中国の道教の道士と言われた修行者たちだったのだと勇﨑先生は言います。第3章を読むと、勇﨑先生の研究者としての徹底した姿勢はおわかりいただけると思います。先生は、何事であれ既成の常識に捉われずに独力で納得するまで調べ尽くし、なおかつ実践して確かめる身体哲学者なのです。

日本に伝わった仏教行法の基盤は、中国で南北朝から隋にかけての時代に天台教学を大成した智顗《ちぎ》（天台宗第三祖・天台大師とも言う）が書いた『摩訶止観』によるのですが、その行法の内容については、道教の道士の力を借りて書いたと言われているのです。有名な『摩訶止観』の基本が道教の氣の修行法だったということを知っている人は少ないでしょう。

さて、勇﨑先生の「坐禅身法」の方法論とほぼ重なることになりますが、現時点での世界の瞑想法の総まとめと、現代から未来に向けての瞑想に必要なものについての話をここで紹介したいと思います。

勇崎先生によると、瞑想の種類は大方7つにわけられると言います。
①ヴィッパサナー瞑想（身の回りのものや自然の景色を観察して日常世界に閉じこもった自分を解放する瞑想法）
②呼吸瞑想（数息観・すそくかん・数を数えながら呼吸を整える瞑想法）
③慈悲瞑想（テーラワーダ・上座仏教瞑想。Compassion medication とも言い、自分や大切な人を思う共感瞑想法）
④トラタカ（凝視）瞑想（何かに集中して雑念を取る、真言宗の「月輪観」や「阿字観」などの瞑想法）
⑤マントラ瞑想（マントラ（陀羅尼・だらに）を唱える瞑想法）
⑥クンダリーニ瞑想（ＴＭ瞑想が典型。「氣」を高める集中瞑想法だが偏差を起こしやすく技法が難しい）
⑦マインドフルネス（気づき）瞑想（「今」という時間を切り取り、そのときの呼吸を感じたり、そのときに感じた身体の部分に気づきの意識を持つという瞑想法。アメリカ人には受けやすいが、瞑想法としては単純すぎて、底が浅い）
これらの瞑想法はそれぞれに利点はありますが、勇崎先生によると、心の基盤であ

る身体の調整の根本、つまり骨、骨格への働きかけが欠けていると言います。

骨瞑想では、身体を前後左右にゆすったりねじったりするなどして、まず全身を骨格レベルで緩め、全身の骨に氣を循環させるための動作が組み込まれています。

一般的な瞑想、特に坐禅では「ピクリとも動いてはいけない」というイメージがあるように思いますが、骨瞑想ではむしろ身体を動かすこと、つまり骨や関節を細かく動かしながら調整することが重要です。そこが大きな違いになるでしょう。

●骨瞑想は心よりも身体（骨）が大事

それでは骨瞑想を実際にやってみましょう。

ここでは骨瞑想の一連の動きを説明しますが、必ずしも決まったやり方があるわけではありません。

大事なポイントさえ外さなければ、瞑想のやり方は自由です。

骨瞑想が通常の瞑想と違うのは、次のような点にあります。

・心を意識するのではなく、身体の大元である骨を意識する

・骨を動かして身体を緩ませる（筋肉を動かすのではなく、骨と関節を動かす）
・骨を基本ルートにした滑らかな呼吸で全身に「氣」を循環させる

これらの大事なポイントさえ外さなければ、あまり細かいことを気にする必要はありません。ともかく毎朝5分、実践することです。あとはそれぞれの生活リズムに合わせて、やりやすい時間に追加の瞑想法を実践すればいいです。

●骨瞑想のエクササイズ

骨瞑想では、瞑想そのものに入る前に準備運動を行って身体をほぐし、骨に氣が通りやすい状態にすることが非常に大切です。

瞑想全体で10分の時間をとるとした場合、半分の5分は準備体操にあてるぐらいの時間配分です。身体をほぐして緩めることはそのくらい重要なのです。

ここでは最も基本となる正坐して行う骨瞑想の身体の調整をご説明しましょう。

◆正坐の基本姿勢

まずは正坐の基本姿勢を説明しましょう。

床の上に正坐をします。両膝の間をこぶし2つ分ぐらい開けて坐ります（図①）。

足は図②のように足の指の部分を重ねて坐ります。

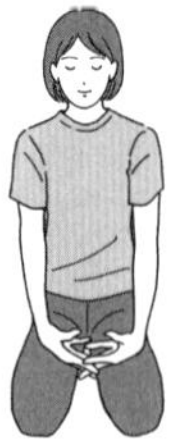

図①

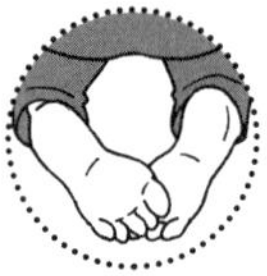

図②

両手を膝の上に置き、足首や膝が痛くなったら、時々腰（坐骨）を少し浮かせます。

そのとき、首や肩や肘を少し揺さぶって、両腕の力が抜けるようリラックスしましょう。骨盤が背骨と頭を下から支えていることが正坐の大事なポイントなので、骨盤が後傾しないよう、垂直に立てることを意識しましょう。

両腕を伸ばし、腿の上で左右の手のひらを上に向けて図③のように指を組みます。

両手の指は、左右の指の第2関節を揃えるようにして組みます。人差し指から小指まで、8本の指の第2関節が一直線になるようにするのです。親指は、軽く触れる感じで添えてください。

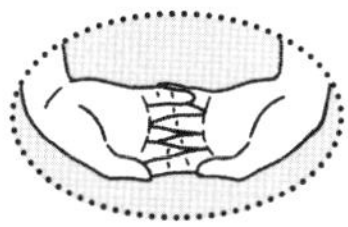
図③

指を組んだ両手の甲を腿の上に置くと、平らな皿のようになります。このとき両肩をできるだけすぼめて、首を少し縮めて、正面から鏡で見て両肩・両腕・組んだ両手が、長方形のようになっている状態が理想です（図④）。

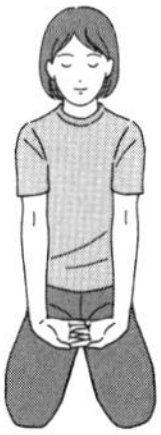
図④

足の感覚を大事にするために、できれば靴下は履かずに裸足で行うのがよいのですが、室温や体調次第で靴下を履いていても問題はありません。

◆肩と首を緩ませる

アゴを少し引き、上体（胴体・軸骨格）を少し前に傾けます。筋力を使うのではなく頭の重さを利用して前傾させるようにしてください。前傾しながら、アゴと頭蓋骨を使って背骨を引き上げるようにします（図⑤）。

このときに、骨盤（坐骨、恥骨、腸骨と仙骨）から背骨、頭へと氣が上がっていきます。私の感覚では5～10秒程度の時間で氣が上がっていきますが、もっと時間をかけても大丈夫です。

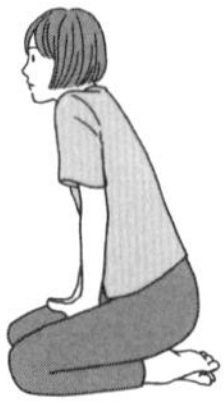

図⑤

そして上体を垂直に戻し、両肩を腕や肩の筋肉ではなく肩甲骨を使ってグッと上げて、ストンと落とします。今度は、氣が背骨から骨盤、足、そして床（大地）へと下りていく感覚です。余計な力も一緒に身体から床へと落としてしまい、リラックスするのです（図⑥）。

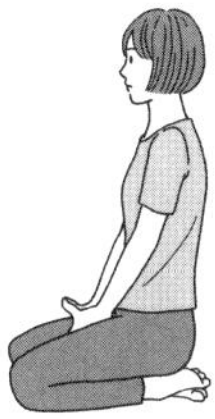

図⑥

続いて、アゴを上げ下げして、首（頸椎）を伸び縮みさせて緩ませましょう（図⑦）。

正坐してアゴを上げると、背骨が無理なく反った状態になり、肋骨下部が自然に拡張されます。肋骨下部は肺の中でも最も血流の多い箇所です。その部分を拡張することで、呼吸が効率よく深く行える状態になるのです。

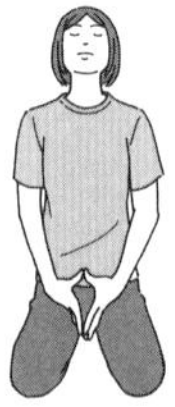

図⑦

◆腰を緩ませる

腰から背中にかけて前後、左右に小刻みに動かして、背骨を緩ませていきます。イスに座る時間の長い現代人は、どうしても腰が硬くなりがちで、腰痛に悩む人もたくさんいます。まずは腰を十分に緩ませましょう。

正坐の姿勢から上体を前方に倒し、膝立ちで四つん這いの姿勢になります。赤ちゃんがハイハイするような姿勢です（図⑧）。

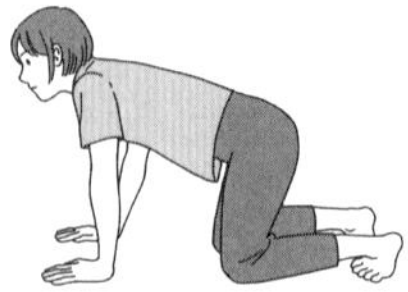

図⑧

このとき、足首は直角にして、床をつかむように足の指を立てます。この四つん這いの姿勢だけでも、腰や股関節、足首の関節の調整と強化になります。

四つん這いのまま、腰を左右にゆっくりと動かします。筋肉を使って動かすのではなく、骨盤の骨から、正確に言うと坐骨と大腿骨で左右に動かします。腰の骨（腸骨）の動きと連動して背骨（腰椎）がうねるような動きをしながら、自然に緩んでいく感覚です（図⑨⑩）。

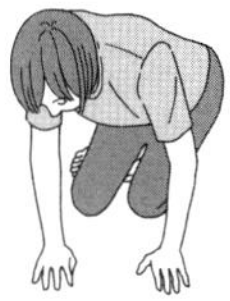

図⑨

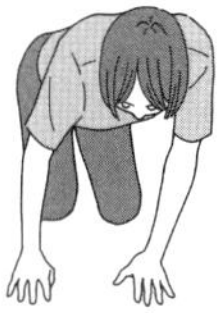

図⑩

◆背骨をひねって緩ませる

正坐の姿勢から足の指を立て、両手のひらを前に伸ばしていき、最後は両手を重ねます。

この姿勢では上半身、特に肩甲骨が浮いた状態になり、背中全体が緩みます（図⑪）。

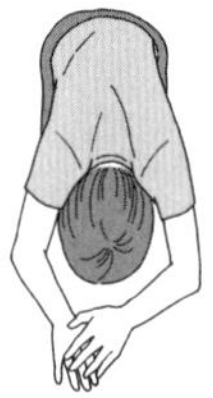
図⑪

その姿勢で首を左右にひねります。筋肉で強引に動かすのではなく、頭の骨の重さで自然に左右へと揺らす感じです。

頭蓋骨に引っ張られて背骨が左右にねじられ、さらに背骨が伸びていきます。そうして緩んでいた背骨に、氣が通っていくのです（図⑫⑬⑭⑮⑯）。

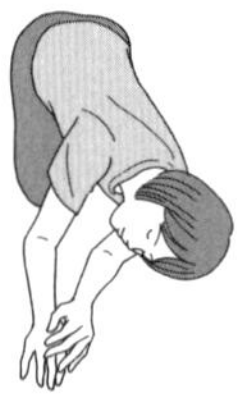
図⑫

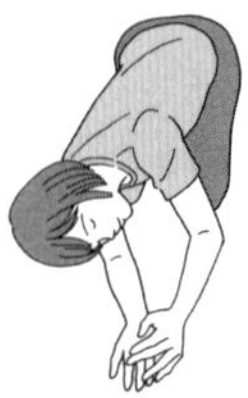
図⑬

（横から見た図）

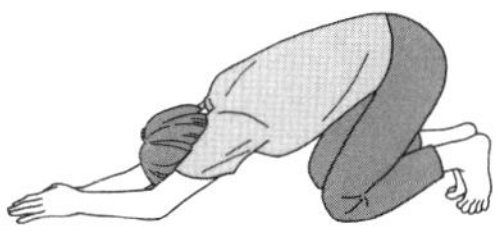

図⑭

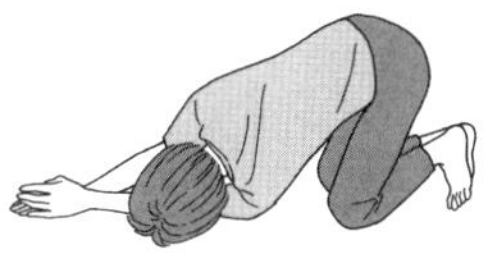

図⑮

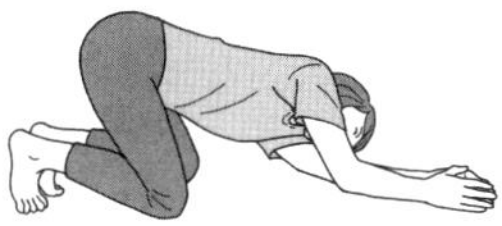

図⑯

◆両足を打ちつけ合う

背骨が緩んだことを実感できたら、四つん這いの姿勢に戻ります（図⑰）。両手と両膝で身体を支えて、両足の足首は床から少し浮かせる体勢をとり、浮かせた足のまま、まず、足の指で床を軽くトントンと叩きます。次に左右の足を交差させるようにして、足の甲と足裏とで「パチン、パチン」と打ちつけ合います（図⑱）。

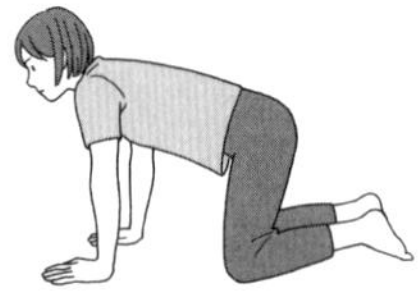

図⑰

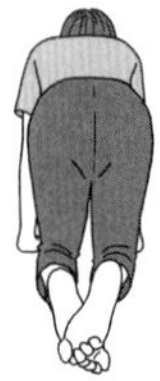

図⑱

こうすることで足の骨に刺激を与え、足裏から全身に氣が廻りやすくなるのです。両足を打ちつけ合う心地よい刺激を感じ取るためにも、裸足で行ったほうが効果は増すでしょう。

◆腰の骨を叩く

蹲踞《そんきょ》（しゃがんだ姿勢。戦前の女性が炊事や洗濯をするときの基本姿勢。ベトナムなど東アジアで行われている坐り姿勢。相撲取りの蹲踞が有名）から、反対側の膝と手で身体を支えて、立てている膝と同じ側の手（右膝を立てているなら右手）で、腰椎（腰骨）を「トン、トン」と叩きます（図⑲⑳㉑）。

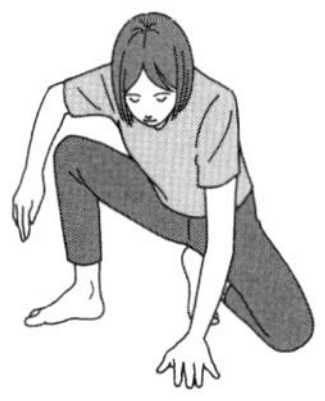
図⑲

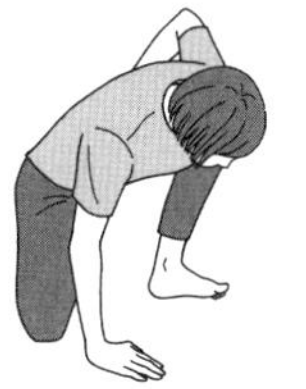
図⑳

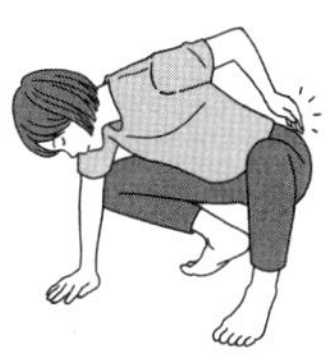
図㉑

腰椎には5つの節（椎骨）があります。その5つの節の一つひとつを「トン、トン」と叩いて刺激していくのです。

また腰椎を下から支えている仙骨や尾骨の部分も軽く叩いたり小きざみに振ることで、氣が背骨を通る感覚が誘導されていきます。

◆ピョンと跳ねて足の骨を刺激する

膝を床につけ、踵（かかと）を上げて四つん這いになります（図㉒）。

その姿勢から、両手は床についたままで、両足で床を蹴ってピョンと跳ねます。そのとき、両足は膝がほぼ伸びた形で、腰を高く上げてから着地します。幼児のハイハイの一種で、「高這い（たかばい）」という形です（図㉓㉔）。

床に着地した際の身体の重さをソフトに足の指と足首で受け止め、その振動を足の骨を通して腰、肩まで伝えていくようにします。

ピョンと跳ねるときも、足の筋肉を使ってジャンプするのではなく、足の骨と関節の連動で動かします。足の骨と関節の連動で、自然と身体が浮き上がるような感じで跳ねてください。

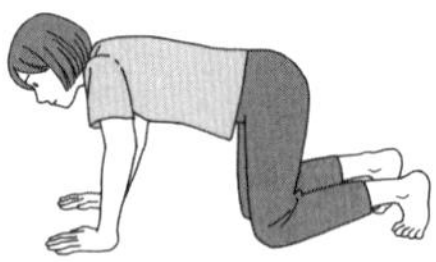
図㉒

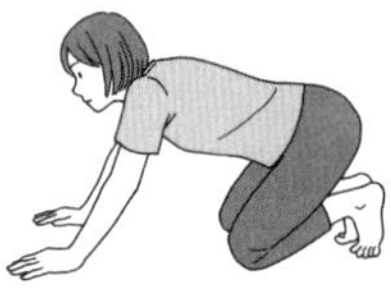
図㉓

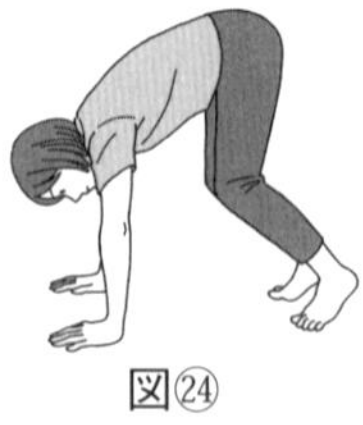
図㉔

◆両手から頭と天に氣を通す

様々な動きを通じて、背骨を中心に全身の骨を刺激したら、再び正坐に戻ります。

正坐の姿勢から両手を広げて、手のひらを上に向けます（図㉕）。天からの氣を手のひらで受け止めて、自分の身体に取り入れ、循環させるダイナミックな流れで行いましょう。

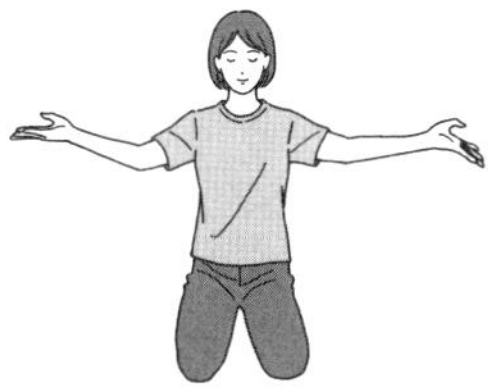

図㉕

そのまま身体の前で両方の手のひらを合わせて（合掌）、グッと氣を溜めます。このとき、特にそれぞれの指の腹を合わせて、両手の指の骨に氣を通すのです（図㉖）。

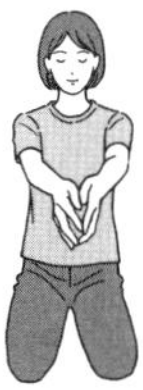

図㉖

氣は両手の指から掌、手首、腕、肩、肩甲骨を通って、全身に循環していきます。合掌したまま、頭上に手をかかげ、身体の垂直性を保ちます（図㉗）。

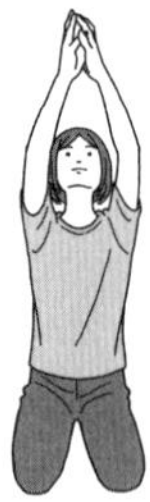

図㉗

そして、身体を循環した氣が背骨を通り、天に向かって真っすぐに上昇していくことを意識しましょう（図㉘）。

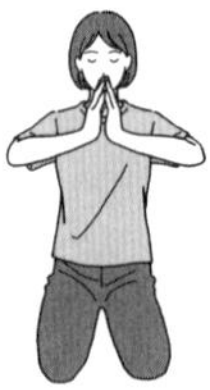

図㉘

●正坐が身体に与える効能

瞑想するときの姿勢について、「正坐と胡坐《あぐら》のどちらがいいか？」とよく質問されます。

ヨガや坐禅などのイメージが強いからか、瞑想と言えば胡坐と思う方も多いのではないでしょうか。坐禅で用いられる胡坐は、結跏趺坐《けっかふざ》（左右の足の甲をそれぞれ反対側の太ももの上に置いた坐り方）あるいは半跏趺坐《はんかふざ》（片方の足を他方の足にのせた坐り方）です。

骨瞑想では、胡坐でも正坐でも、どちらでも座りやすい姿勢で行ってください。

ただ、理想を言えば日本人には最初は正坐がベストです。なぜなら、日本人が垂直性をつくるには正坐が一番合っているからです。そのため本書でも正坐をして行う骨瞑想を実例として紹介させていただきました。いずれ第二弾の「骨瞑想」の本では半跏趺坐、結跏趺坐の仕方を紹介したいと思っています。

正坐は足にとって非常に大切な、「指節関節（足の指の関節）」「足首の関節」「膝の関節」「股関節」「仙腸関節」の5つの関節と足の指の骨、足の甲の骨（中足骨と足根骨）を、総合的に刺激して強化、調整する働きがあります。

正坐するだけでも効果はありますが、「骨瞑想のエクササイズ」で紹介したように、四つん這いになったり、ピョンと跳ねたりといった身体の重さ（負荷）を使った動作を取り入れることにより、骨と関節に対してさらに効果的な刺激を与えられるのです。

さらに、正坐には呼吸力や総合的な代謝力を高める効能もあります。

「真人の息は踵を以てし、衆人の息は喉を以てす」

これは、2300年ほど前に中国で老子とともに「無為自然」という老荘思想を唱えた身体哲学者、荘子の言葉です。「真人（高い境地を開いた人）」の呼吸は踵（足）から吸い、「衆人（凡人つまり、普通の人）」の呼吸は喉で行う、という意味です。荘子も、東洋に古くから伝わる氣（呼吸）の修行をしていた天才的な道士でした。

正坐をすると、足を折りたたむことによって、ちょうど骨盤（坐骨）の下に踵が位置します。呼吸の源泉ともいえる足裏と、骨盤、背骨が垂直に重なる形になります。

正坐のよさとして、足を折りたたむので、下半身の血流が制限され、その分、重要な臓器に血液がめぐるようになるのです。呼吸が深くなって心身を調整できるという効果もあります。

「膝や足首が痛くて正坐ができない」という人もいらっしゃるでしょう。無理に行う必要はありませんが、最初は正坐ができない状態で湧氣塾に来られた方々も、稽古を積んでいくうちに皆さん正坐ができるようになります。

骨や関節を強化し整えると、身体も本来の能力をみるみる回復していくのです。

きちんとした正坐ができれば、心身を整える最良の姿勢となりますので、1分でも2分でもいいですから取り組んでみてほしいと思います。

中高齢の方で長い間正坐をしなかった人が正坐をすると、初めは膝や足首が痛くなるでしょう。しかし、ほんの少しだけ我慢してください。1分辛抱できれば2分辛抱できます。そうしたらみるみる足の骨は強くなっていくのです。

●硬い床が骨を刺激する

骨瞑想は、板張りなど硬めの床の上で実践するのがベストです。

硬い床の上で行ったほうが、足の骨に適度な刺激が与えられるため、正坐が持つ関節への調整機能を身体が最大限に享受できるわけです。

また、柔らかいクッションの上で正坐をした場合、身体が沈み込んでしまうために、足の骨から骨盤、背骨にかけて身体を垂直にするという、正坐の基本姿勢が保てなくなってしまうおそれもあります。

私はコロナ禍でリモートワークになったときには、あえて硬い木の椅子を使うようにしました。柔らかい椅子はクッションに腰が沈み込んでしまい、姿勢が悪くなってしまうからです。

正坐も同様で、正しい姿勢を保ち、骨に刺激を与える意味でも、硬い床の上で行うことが望ましいのは確かです。

ただし、初心者の人は硬い床で正坐をすることによって、足が痛くなることもあります。

その場合はタオルを敷くなどして、無理なく実践できる方法でやっていただいて結構です。正坐に慣れてきてから、徐々に硬い床の上で行うようにすればいいのです。

日本人の生活様式が変化して、正坐をする機会も非常に少なくなってしまいました。ともかく正坐をする習慣を取り戻していただきたいのです。座布団の上に坐るとしても「まず正坐をしてみる」ということが非常に大切です。

正坐をするより椅子に座るほうが楽だと考える人も多いかもしれません。しかし、フカフカのソファーやクッションに座るのが楽だからといって、それが身体によいことだとは限りません。むしろ、足腰の力を弱め、骨を退化させ、ひいては身体の不調を招く危険性のほうが高いといえます。

また椅子に座ってばかりだと、猫背になって背骨の垂直性が失われてしまいます。膝や足首を痛めて病院に行くと、たいていの場合はギプスやサポーターをつけて安静にするように指示されます。しかしそれでは、関節を形成している骨が健全で硬い状態に戻る機会を失い、慢性的に虚弱な状態となってしまいます。

骨を健全に強化するためには、適度な刺激や負荷を与えることが必要です。

正坐の実践を初めとして、これまで書いてきた骨へのアプローチは、身体に楽ばかりさせている現代人の生活様式に対するアンチテーゼでもあるのです。

●「背骨」と「身体の先端部の骨」を意識

骨瞑想で、氣は身体の中をどのように流れるのでしょうか。

「氣は、身体の下から上へ流れる。足から骨盤、そして背骨を通って頭へ流れていく」

この大きな流れが基本となります。

骨瞑想をしている間は、「今この瞬間、氣がどの骨のどこの部分を通っているのか」を意識するようにしています。

骨盤の内側、骨盤腔は、一般的に言う「丹田」とほぼ同じ場所です。武道などでも「丹田に氣を溜める」といった言い方をよくしますが、それと共通すると言ってもいいでしょう。

骨盤腔に包んで溜めた氣を、脊椎の最下端にある仙骨から吸い上げるようにして背骨に通していき、頸椎（首の骨）を経て頭頂まで上げるのです。

頭頂には解剖学的に3つの氣の出入口があります。額《ひたい》の1センチメートル上の大泉門、ほぼ頭頂の矢状泉門（百会《ひゃくえ》）、つむじの少し後ろの小泉門です。その3つの氣の出入り口から天に向かって氣が上がっていくのです。

骨を意識するといっても、最初のころは慣れなくて戸惑うかもしれません。身体の骨を一つひとつ感じながら骨瞑想を行えるのが理想ですが、およそ200個もある骨をすべて実感するのは初心者には不可能です。

そこで初めのうちは、次の2点を意識しておくといいでしょう。

①最も重要な「背骨」を垂直に保つ

常に意識すべきは背骨です。背骨は、頸椎7個、胸椎12個、腰椎5個の計24個で構成されています。

②身体の先端部の骨を意識

全身に氣を廻らせる際、手足の指や、背骨の下に位置する仙骨、また頤《おとがい》（下の顎の先端）など、身体の先端部の骨は強く意識しましょう。

背骨と、身体の先端部の骨を意識するだけで、メリハリが効いて集中できます。

一般的な瞑想では、「心」という実体のない抽象的な存在を意識しようとするがあまり、かえって集中できなかったりストレスが生じてしまったりします。

心ではなく、実体のある身体、それも骨に意識を集中することで、瞑想の効果を上げることができるのです。

●身体の動きと呼吸の微妙な関係

身体の動きと呼吸の関係について湧氣塾での考えを説明しましょう。

身体の動きと呼吸の関係をわかりやすくするために勇﨑先生は、手のひらを上に向けて徐々に上げていく動きを「吸いモード」の動き、手のひらを下に向けて下ろしていく動きを「吐きモード」の動きだと説明します。「吸いモード」とは「吸いやすい状態」ということです。「吐きモード」とは「自然に吐けるような状態」ということです。

この手の動きには横隔膜との連動があります。

横隔膜は、第3章でもお伝えしたように、身体の不安定で微妙な位置にありパラシュートのような不思議な動きをします。

横隔膜は呼吸に伴って上下に動きますが、きわめて薄い膜であるため、普通の人が自らの意思でコントロールすることはほとんど不可能です（勇﨑先生は長年の修行を経て意識的にも無意識にも動かせるようになったそうです）。

自力で動かせない横隔膜へのアプローチとして、肋骨の下部を意識するのです。呼吸の「吸い」「吐き」でいうと、肋骨を広げることは「吸い」の動きです。肋骨が広がると、肺の中に空気が吸い込まれます。

手のひらを上に向けて、徐々に上げていくと、自然と肋骨が拡張しますので、「吸いモード」の身体になるのです。同時に、氣が背骨を上昇していきます。

反対に、手のひらを下に向け下ろしていくと、肋骨が収縮し、横隔膜も縮み、「吐き」の身体になるのです。そして氣は骨盤腔の底へと下がっていきます。

呼吸は「吸い」「吐き」を自然に繰り返していますし、氣も身体の中を廻っています。

本来、呼吸は無意識に行われているので、呼吸を司っている肺や横隔膜を普通の人間が意識的に動かそうとしてもなかなかうまくはいきません。ですから手の動作を通じて肋骨と横隔膜を自然に動かすことで、呼吸と氣の循環をスムーズにするのです。

呼吸における息の「吸い」と「吐き」についてですが、「骨と呼吸の勇崎メソッド」では「重ね吸い」「重ね吐き」を基本としています。当然骨瞑想でも「重ね吸い」「重ね吐き」を行います。第3章で勇崎先生が説明したように、肺とはそもそも陰圧という仕組みでできているので、風船を一気に膨らますように吸ったり吐いたりできない構造になっています。だから原理的に少しずつ息を吸ったり吐いたりするしかないのです。少しずつ段階的に息を吸うのが「重ね吸い」であり、少しずつ息を吐くのが「重ね吐き」です。

「重ね吸い」の最中でも、苦しくなってきたら少し息を吐いて構いません。全体として呼吸を「吸いモード」に維持したいときは、吸った息を半分ほど吐いてからまた吸うという要領で行うと、「重ね吸い」が上手にできるでしょう。

心臓の鼓動と、骨や関節の動きを連動させ、リズムよく吐きと吸いを細かく重ねていく呼吸を行うと、氣が全身によく循環するようになります。

●筋肉が消える境地と「無人称の自己」

骨瞑想のエクササイズで身体を揺さぶったり動かしたりするのは、「ほとんどニュートラルな状態まで筋肉を緩めて、骨に氣を通しやすくする」ことが目的です。

現代社会は「筋トレ偏重」の雰囲気があるので、私たちも知らず知らずのうちに「身体を支えているのは筋肉だ」という固定観念にとらわれてしまいがちです。しかしそれは間違いです。身体を大元から構造的に支えているのは骨格です。もちろんその骨につながり筋肉も補助の働きはしていますが、第3章で紹介した「推手（プッシュ・ハンド）」のエピソードにあるよう

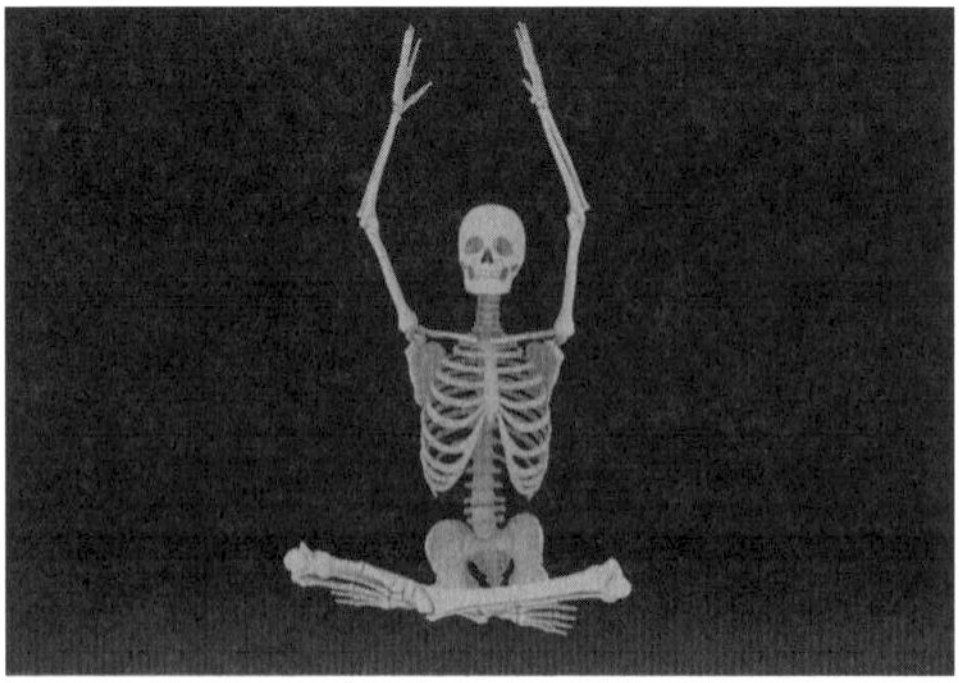

に、骨と関節とが連動することによって、自分よりもずっと身体の大きい人間を押し飛ばすことができるのです。筋肉の大きさや重さで身体が支えられているのではないことがよくわかります。

筋肉で身体を支える意識でいると、筋肉に力が入って硬くなってしまいます。硬くなった身体では、氣の巡りが悪くなるという悪循環に陥ります。いかにして筋肉を緩めて、氣が通りやすい身体の状態にするかが、骨瞑想の重要なポイントなのです。

極論のように思われるかもしれませんが、筋肉が適度に緩んでいくと、自分の身体から肉が消えて骨が形づくる体腔、身体の内部空間の感覚が実感できるようになります。

「肉が消えて骨だけになる」のは、それが身体にとって理想の状態であり、いわば究極の仏教で「空」（からっぽ）といった状態でしょう。また、別の観点から見れば人間が死んだらたちまち肉は腐り消え失せますが、骨は化石として数百万年残ります。恐竜の骨は一億年以上残っています。最終的に残るのは「骨」だけだということです。それほど人間（動物）にとって骨は本質的な存在だということでしょう。

また仏教では「空」と同じ状態の言葉として、「無」とも言います。

勇﨑先生の言葉で「無人称の自己」というものがあります。

一人称（私・僕）、二人称（あなた・君）、三人称（彼・彼女・あれ・それ）と、それぞれ関係性に応じて人を指し示す言葉ですが、単なる観念的な言葉ではなく、氣が頭頂まで通ると、頭頂葉の働きが発揮されて、無人称の自己、つまり自己を越えた自己が立ち上がると言うのです。ちなみに前頭葉は、計算高い現世的自我の拠点だと勇﨑先生は言います。

自分自身が「ゼロ」「無」になる状態が「無人称の自己」なのです。

言葉で説明するのが非常に難しい境地なのですが、骨瞑想を通じて心身の余計なものを削ぎ落していった先には骨だけが残り、ほかには何も存在しなくなります。

こうした境地に達したとき、私たちが日常で抱えている悩みやストレスなど、きれいさっぱり消し飛んでいるのは言うまでもありません。

●脳は悩むが、骨（身体）は悩まない

私自身も、うつ病を発症した時期は「頭に氣が上がっている」状態で、脳に邪氣がたまっていました。脳に偏重し、脳ばかりを刺激している現代人の生活は、非常に不自然な状態なのです。

人間は頭で考えると、どんどん悩みが深くなり、不安が増していきます。人間の脳

は簡単に騙されますので、錯覚することでさらに悩みが深くなるという悪循環に陥ります。

瞑想する際も、「心」に着目しようとすると、どうしても頭で考えることになり、結果として脳に悪い氣がたまってしまいます。

つまり「心を無にしよう」と考えること自体、心が無になっていないという、一種の矛盾した状態に陥ってしまいます。悩みを自分からつくり出してしまっているのです。

骨瞑想で、「心」ではなく、あえて実体のある「骨」に着目しようとしたのも、これが理由なのです。

氣や心は目に見えないため、自分の意思で変えようとしても、常人にはなかなか変えられるものではありません。

身体の動きなら、容易に自分でコントロールできます。身体の中でも骨は、誰もが知覚できる物体としての存在感があります。脳がどれだけ悩んでいたとしても、骨は悩むことなく、常に生き生きとして日々全身の代謝を促す構造として身体を支えてくれています。

身体と骨の動きに引っ張られるようにして、結果的に心もよい方向へ向かっていく——。それが骨瞑想のアプローチなのです。

●心は骨に宿る

「心はどこにあるのか?」

こうした議論が起こると、歴史的には「脳(頭)」か、それとも「心臓」か、といった形で意見がわかれます。

もちろん心は脳にあると考えるのが現代的なのです。しかし一方で、人間は緊張したり興奮したりすると心拍数が上がったり、心臓が「キュッ」と収縮するような感覚に見舞われたりして、「心は心臓にある」という意見も無視できないところがあります。

これは哲学では「心身問題」と言います。少し前までは脳科学では、心は脳の機能だという「心脳同一説」という考え方が優勢でしたが、哲学者は、心は脳だけではなく、身体とのつながりを考えないと説明できないという人がほとんどでした。脳は脳神経系の中心と言えるとしても、脳神経系が「主」で末梢神経系が「従」の関係ではありません。身体の隅々まで張りめぐらされた末梢神経からの刺激によって脳が成長していくことを考えれば、脳が身体に従属しているとも言えます。実際、「脳は末梢の奴隷」という脳生理学の有名な言葉もあります。

脳から神経を上手に引き抜けば、身体中の末梢神経もズルズルと引っ張り出されるとも言います。脳はどこまでいっても、身体と切り離せない存在なのです。ですから、心と魂、精神の区別も明確ではありません。腸や内臓に魂が宿るという考え方もあります。

現代の最先端の脳科学でも、ＡＩは限りなく活動範囲を広げている一方で、ＡＩは意識（心）を生み出すことはできないという認識に達しています。

そこから大胆に発想するならば、

「心は骨に宿る」

という考え方も、あながち荒唐無稽とは言えないかもしれません。

骨瞑想を実践して、骨を通して氣を全身に循環させていると、筋肉も脳もなくなり、骨とそこを流れる氣だけが存在している実感になるのです。

いまだに多くのメディアでは、脳科学者が登場して歴史上の出来事から現代の社会事象まで、何でもかんでも「脳」に結びつけて論評するような風潮が残っています。

しかし、そこまで人間のすべてを脳が司っているというエビデンスはまだありません。

むしろ、生命が失われても物質として残る「骨」のほうが、脳よりもよっぽどな実体として確かさがあるのではないでしょうか。

　太古の昔に絶滅した恐竜の姿を現代の私たちが再現できるのも、恐竜たちの骨が化石となって実際に残っていたからにほかなりません。

　私たちの生命において、目に見えないDNAと同じくらいに、目に見えて根源的なものが骨だと言えるのではないでしょうか。身体の土台でありとあらゆる身体の働き（機能）の根本構造を支えており、血液をつくり、免疫をつくりカルシウムを貯え、全身のホルモンの調整をしている骨に氣を通せば、自然に心も健やかになるのも不思議ではありません。

　そろそろ現代人は、「心は骨に宿る」という意識にアップデートしてもいいのではないでしょうか。

おわりに　心が荒れている時代だからこそ「骨瞑想」

私が本書を執筆した動機は、「はじめに」にも書いたとおり、「骨を鍛えて心身を健康にするための〝骨哲学の入門書〟」を著したいという思いにありました。

とはいえ、20年以上にわたって勇崎賀雄先生に師事してきた私は、骨を鍛える方法をいくつも教わってきましたが、それらのどの部分に焦点を当てればいいのか？　執筆を開始した当初、非常に悩んでしまったのです。

思い切って勇崎先生に相談したところ、明快に答えてくださいました。

「心が荒れている時代だからこそ、『骨瞑想』のことを書くべきだ」

この一言で迷いが晴れた私は、本書をここまで書き進めることができました。

「心が荒れている時代」という認識は、世の中でそれなりに共有されているのかもしれません。うつ病など、精神面での不調で苦しむ人も多数いらっしゃいます。生きていくことが苦しく、夢が持てず、リストカットや薬物に逃避する（オーバードーズ、

overdose、薬物の過剰摂取）若者も少なくないと聞きます。だからこそ、瞑想やマインドフルネスがブームになっているとも言えます。

私は一般的な瞑想やマインドフルネスを否定するつもりはありません。それで本当に現代人の心が健やかに保たれるのなら大歓迎です。ところが本書でも述べてきたとおり、実体のないバーチャルな心という幻想としての自己を捉えることは、至難の業、というより本当は原理的にはほとんど不可能なのです。

だからこそ、心と身体を不可分のものとして捉え、なおかつ誰にでも認知できる骨にスポットを当てた、新しい瞑想のスタイルを本書では提唱しました。

骨や氣といった身体知の世界は、ある意味で「わかる人にしかわからない知」です。現代科学の支配的な言語による頭脳的な理解ではなく、より感覚的で身体的な了解の分野です。

世阿弥が「秘すれば花」と言ったように、意図的に隠そうとしなくても、どうしても言葉では捉えられないところに、氣や骨を活用した骨瞑想の真骨頂があります。

身体知は、学校に通って知識を積み重ねたとしても、それだけでは到達できない領域にあります。学問や科学とは異なる種類の「創造的知」だからです。根源的なレベルで生命に根差した「身体の知恵」を会得するには、職人や芸術家の世界のように、師匠のもとに弟子入りして全人格的に切磋琢磨し合う関係性によるのが、遠回りに見えて一番の近道になるのです。

「からだの学校・湧氣塾」では、主宰の勇崎賀雄先生をはじめ、「からだの学校・湧氣塾」校長の森千恕先生、骨の持つ力について日々研鑽を重ねているインストラクターの方々とコミュニケーションをとりながら稽古をすることができます。

歩けないくらい足腰が衰えた状態で来られた80代や90代の高齢者の方々が、骨を鍛える稽古をしていく中で、再び元気に歩けるようになったり、ジャンプできるようになったりした例も数多く目の当たりにしてきました。

人間は正しいやり方で修練を積んでいけば、どんなに高齢になっても成長し続けることができる。骨を鍛え、呼吸と「氣」を身につけることによって、そんな人生も可能になるのです。

人生１００年の現代だからこそ、骨についての正しい知識は今後必須の教養となるでしょう。本書がその理解の一助となれば幸いです。

参考図書

『「阿修羅」の呼吸と身体』（勇﨑賀雄著、現代書林）
『脳ひとり歩き時代』（勇﨑賀雄著、河出書房新社）
『骨革命』（勇﨑賀雄著、主婦の友社）
『50歳からは「筋トレ」してはいけない』（勇﨑賀雄著、講談社＋α新書）
『「80歳の壁」を超えたければ足の親指を鍛えなさい』（勇﨑賀雄著、講談社＋α新書）
『1分ポコポコ骨たたき体操』（森千恕著、勇﨑賀雄監修、講談社）
『人体デッサンの基礎』（G. ブリッグマン著、日貿出版社）
『生命形態の自然誌』（三木成夫著、うぶすな書院）
『A Complete Guide to Chi-Gung』（Daniel Reid 著、Shambhala）

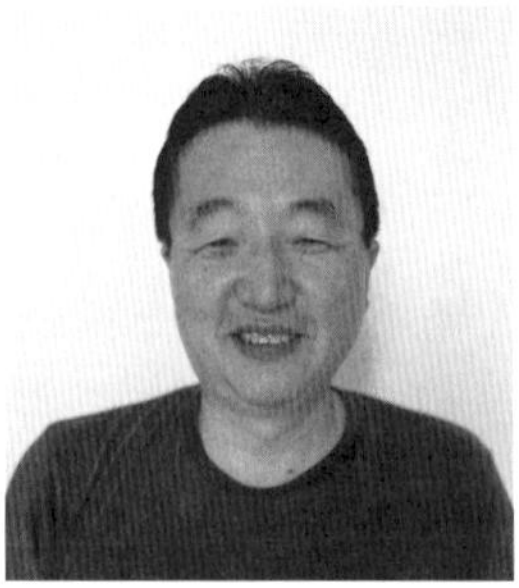

著者プロフィール

ヤマガタ晃司（やまがた・こうじ）

骨哲学者。1970年大阪生まれ。一橋大学社会学部卒業。

大学受験時に、西野流呼吸法と出会い、生の根幹を支えているとも言える「氣」の大切さに目覚める。

総合商社、投資会社、精密機器メーカーなどにおいて、約30年のサラリーマン生活を経験。その間一貫して「氣」に感心を持つ。

2002年に勇﨑賀雄塾長が主宰する湧氣塾に入門。「氣」の修得にとって「骨」が決定的に重要であることを稽古の中で徹底的に学ぶ。入門以降一貫して、勇﨑塾長が確立した「骨と呼吸の勇﨑メソッド」を日々実践し、その修得を目指している。

連絡先：kj.taga@hotmail.co.jp

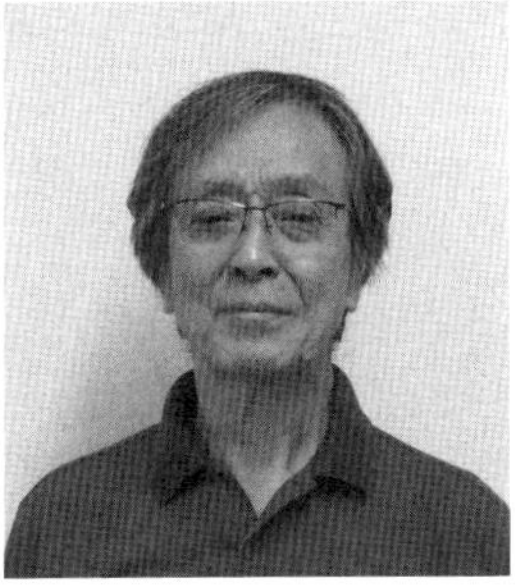

監修者プロフィール

勇﨑賀雄（ゆうざき・よしお）

身体哲学者。身体哲学研究所所長。湧氣塾主宰。1949 年東京生まれ。早稲田大学文学部卒業。

幼少期から武道、スポーツ、体操に親しみ、10 代に生物学、「身体論」という哲学の領域に興味を持つ。20 代に仏教行法（坐禅）、ヨーガ、呼吸法を本格的に始める。30 代に西野バレエ団創設者、西野流呼吸法創始者である西野皓三に師事し、呼吸法、合気道、中国拳法を修める。

西野塾の創設期から 16 年間、指導部長を務め、2000 年に独立。西洋と東洋のからだの叡智の統合を目指して、身体哲学道場・湧氣塾（現からだの学校・湧氣塾）を創る。

早くから骨と呼吸の観点から独自の研究と実践を重ね、比較動物学、進化生物学などの知見をも取り入れて「骨文法」および「骨と呼吸の勇﨑メソッド」を確立する。

著書に『「阿修羅」の呼吸と身体』（現代書林）、『骨革命』（主婦の友社）など多数。

骨瞑想《ほねめいそう》

心身《しんしん》を整《ととの》える骨《ほね》トレメソッド

2024年9月24日　初版第1刷

著者　ヤマガタ晃司《こうじ》

発行人　松崎義行

発行　みらいパブリッシング

〒166-0003 東京都杉並区高円寺南4-26-12 福丸ビル6F

TEL 03-5913-8611　FAX 03-5913-8011

https://miraipub.jp　mail：info@miraipub.jp

監修　勇崎賀雄

企画協力　Jディスカヴァー

編集　笠原美律

ブックデザイン　則武 弥（paperback Inc.）

イラスト　クリタミノリ

発売　星雲社（共同出版社・流通責任出版社）

〒112-0005 東京都文京区水道 1-3-30

TEL 03-3868-3275　FAX 03-3868-6588

印刷・製本　株式会社上野印刷所

ISBN978-4-434-34490-9 C0010